シリーズ
専門医に聞く
「新しい治療とクスリ」

1

骨粗鬆症

鳥取大学医学部保健学科教授
萩野 浩

健康院クリニック院長
折茂 肇

東京工科大学医療保健学部理学療法学科教授
小松泰喜

インタヴュー・構成 尾形道夫

論創社

『専門医に聞く』シリーズ刊行にあたって

この本を手に取っていただき、ありがとうございます。

この本に関心をもたれたのは、あなたか、あなたのご家族がタイトルの「○○○症」や「△△△病」と診断され、もしかすると治療が始まっているからでしょうか。

間に合わなかった？……大丈夫。けっして遅いことはありません。

どんな病気でもそうですが、医師の話はやたら難しいというのが通り相場です。あちらは医学という学問を何十年と勉強してきたわけで、これまで病気や医学と無縁だった私たちとは土台が違います。その上、医学用語は独特の言葉を使い回し、英語やABCの略語がやたら飛び交い、日本語にしても頭蓋骨をなにげに「とうがいこつ」と読ませたりするのが「医学」なのです。

ですから、診察室で聞いた医師の話がチンプンカンプンだったとしても、それはあなたのせいではありません。100パーセント医師側の責任です。時間も限られているし、がんのように即、命に関わるような病気なら、聞いた瞬間、頭が真白になって、あとのことはよく覚えていないこともあるでしょう。それらすべてを心得た上で、あなたが知らなくてはいけないことを的確に伝えるのが、医師の本来の役割なのです。

私が信頼しているベテランの神経内科医は、自身の役割について、こう語っています。

「患者さんにとって医師は、道具のようなものだといつも思っている。いい道具でなければよい作品は生まれないが、どんなにいい道具であっても、上手に使ってくれないと、よい作品は生まれない。私は医師として、これまで患者さんに役立ついい道具になるべく努力してきたが、上手に使いこなしてくれる患者さんはさほど多くない。ときにはあまりにも使いかたが下手なのに、びっくりしてしまうことさえある」

まさに至言です。

下手な使い方のいちばんは、患者さん自身が感じている体の変調を、正確に医師に伝えていない（伝えられない）ことです。この伝え方の上手下手が、医師という道具を使いこなせるかどうかにつながります。

あたり前のことですが、医師にとって、目の前の患者はあくまでも他人です。その他人が感じている現象や状態がどういう性質でどういう内容のものなのかを、医師はできるかぎり正確かつ忠実に、自らの心の中に描き出したいと思い、可能な限りの五感を使って診察に臨んでいるのです。

そんな医師はこれから始まる診療の過程のなかで、いったいどのようなことに注意して、どういう情報を私たち患者から得て、患者にどういうことを知ってもらいたいと思っているのでしょうか。

また、医師という社会的な道具を上手に使いこなすため、患者は自身が自覚している症状などを、どのようなことに注意して医師に伝え、医師から何を知りたいと思っているのでしょうか。

そんな、医師と患者、双方の架け橋になりたいという願いから、このシリーズは生まれました。

そして、タイトルの病気について、患者であるあなたが知りたいことと、医師にも知ってもらいたいことを、なるべくわかりやすく、医学的にみて間違いのない書きかたで表現しました。また、あなたが知りたい最も新しい治療法やクスリについても、真っ先に取り上げ、ページが許す限り紙幅を費やすことにしました。

クスリをはじめ、検査や治療法のあれこれを知るうちに、その病気が起こるメカニズムや、あなたが感じている自覚症状がなぜ起こったかがおのずと理解でき、これから始まる、あるいはすでに始まっている検査や治療が何のためのもので、効果はどういうところに現われるのかもわかる……そして、読み進むうちに、これまでずっと疑問に思っていたことのいくつかが「ああ、そうか」と雲散霧消し、今まで知らなかったことのいくつかが「へえ、そうなのか」と、ストンと腑に落ちる……ようになれば、これ以上の喜びはありません。

この本が、あなたと医師とのいい架け橋になれますように。

はじめに

2014年冬、テレビから画期的なＣＭが流れました。

海岸で、背中が大きく開いたドレスを着た女性が、こちらを向き直り、ゆっくりした口調で、こう語りかけます。

「女たちよ、しっかり見てる？　自分の背中」

女性は桃井かおりさん。「日本イーライリリー」という製薬会社のコマーシャルでした。

ネットでは、桃井かおりさんの背中の美しさに話題が沸騰しましたが、これは女性に多い「骨粗鬆症」という病気の治療が、新しい時代に入ったことを象徴するコマーシャルでした。(骨粗鬆症薬のＣＭも史上初だったはずです)

骨粗鬆症は、ごく簡単にいってしまうと、骨の量が減って骨の質がわるくなり、ついには折れてしまう病気です。これまで主流となっていたクスリは、骨が減るのを防ぐものでしたが、この新薬は、骨をふやす力を持った、初めてのクスリだったのです。

ほかの疾病同様、骨粗鬆症治療も、日進月歩で進んでいます。クスリひとつとっても、違う仕組みのたくさんのクスリが登場し、昔では考えられないほど大きな効果を上げています。

しかし、そうした情報がどれだけ正確に私たちに伝わり、どれだけ進歩の恩恵を享受できているでしょう。悲しい数字があるのです。つぎの４つの数字が、今の日本の骨粗鬆症治療がかかえる問題点を浮き彫りにしています。

- 1280 万分の 200 万
- 20%
- 45%
- 52%

これは、

「日本で今、骨粗鬆症の患者がおよそ 1280 万人いると推定されているが、そのうちの約 200 万人しか治療を受けていない」（約 16%です）

「骨粗鬆症で大腿骨や脊椎を骨折した人のうち、治療を受けているのは 20%しかいない」

「治療を受け始めた人のなかで、医師の処方通りの量や回数で、クスリが飲めなかった人が 45%もいる」

そして、

「５年以内にクスリをやめたり、病院に通わなくなった人が 52%もいる」

ということを表わした数字です。

治療率も治療継続率も、なぜこんなに低いのか……医師と患者、双方に共通しているのは、骨粗鬆症という病気の軽視です。命の危険に直結する病気ではありませんが、ひとたび患者になると、日常の自由と快適さが激しく阻害され、大きな健康被害をもたらします。その知識と自覚が、医師と患者、双方に欠けています。

だから、診察室で骨粗鬆症という病名の告知ともに、医師からよく聞かされるのが、「骨折くらいでよかったね」という言葉なのです。心筋梗塞で倒れたり、脳梗塞になった患者さんに、こんな台詞を吐く医師がいるはずありません。骨粗鬆症だから、そういうし、そんな言葉をかけられた患者が「骨折くらいで助かった」と思うのも、ごく自然な流れです。そして、いったんその程度の病気だと思ってしまえば、しぜんクスリも服用しなくなり、クリニックや病院に通うのも面倒になるのかもしれません。

しかし、これは大きな間違いです。

骨折が、患者の日常を不便にするばかりか、寝たきりになる危険に直結し、健康上問題ない状態で生活している「健康寿命」をはっきり縮めるのが、わかってきたからです。

しかも、骨粗鬆症による骨折は、早期診断と早期に治療（クスリだけではありません）を開始すれば、ちゃんと予防ができるのです。

「いくつになっても、足腰がぴんしゃんして、死ぬまで元気で暮らす」

不可能な夢ではありません。カギは、骨粗鬆症の予防法が握っています。

そのためにも、患者か否かにかかわらず、骨粗鬆症という病気を、よく知っておく必要があります。

骨粗鬆症は、あなたのすぐそばにある危険です。検査やクスリはもちろん、さまざまな治療法についてあらかじめ知っておけば、治療に向かう心構えもできるし、診察室で医師からいわれっぱなしではなく、こちらから質問もできます。それどころか、ちゃんと予防法を知っていて、それを実行していれば、骨粗鬆症にならずにすむだけでなく、死ぬまで元気に暮らすことができるのです。

治療全般についてのお話は鳥取大学医学部教授・萩野浩、クスリのお話は健康院クリニック院長・折茂肇、普及し始めたリエゾンサービスという新しいシステムなどのお話は東京工科大学教授・小松泰喜の各先生からお聞きし、まとめました。

お忙しい中、長時間の取材におつきあいいただき、厚く感謝申し上げます。

インタヴュー・構成　**尾形道夫**

目次

第１章

まず治療とクスリの話から

――骨粗鬆症治療は早く始めることが重要

診察に来る患者は、腰痛などの症状がある人と、検診で骨粗鬆症が疑われた人に分かれます。

骨粗鬆症は、整形外科、老年科を含む内科、婦人科で治療されます。大きな病院では専門的な骨粗鬆症外来を設けているところもありますし、個人の診療所で本格的な設備を備えて治療に当たっているところも少なくありません。診察に際しては、まず医療機関の受付や電話で、骨粗鬆症に対する精密検査はできるのかどうか、あるいは、骨粗鬆症専門外来があるのかどうか、確認することをお奨めします。

診察室で医師は、まず問診で患者の状態をよく聞き、症状のある場合はレントゲン撮影をします。検診からの場合でも、骨折がよく起こる胸椎や腰椎、股関節のレントゲンを最初に撮ることが多くなります。

その後の本格的な検査では、DXA法（第４章）による骨量の検査を血液検査とともに行ないます。さまざまな骨代謝マーカー（骨を作ったり、骨をこわす目印となる物質）のうち、尿中NTXというマーカーの測定では、初診のときに検査容器が渡され、DXA法検査のときに、朝起きてから２回目の尿を持ってきてもらっている施設もあります。（これら検査の内容については、第４章の「検査」をお読みください）

その結果で、骨粗鬆症と診断され、同時に、その状態がわかると、治療方針が決まります。

問診のときに大切なのは、自分が感じている症状を、できるだけ正確に、かつ具体的に話すことです。痛いのか、痛いとしたらどんな痛みか、足などにしびれはあるか、姿勢について家族からいわれたことがあるか……前もってメモしておくのも、言い忘れを防ぐいい方法です。

医師はいくつかの質問をしながら、目の前の患者が骨粗鬆症のリスクが高いかどうか、現時点で骨折の高リスク群であるかどうかを判断します。と同時に、家族歴やこれまでに骨折をしたかどうかを尋ねて、ほかに合併症はないか、いまどんなクスリをのんでいるかなどの、正確な情報を得ようとします。医師の質問に、正直にかつ正確に答えて、協力することが大切です。

骨粗鬆症は治る病気なのか

問診のとき、医師はいろいろな質問を患者から受けます。しかし「治るのでしょうか」と訊かれて、「治ります」とうなずく医師は、あまりいないでしょう。治るということが、若いときのような状態に戻ることだとイメージされているなら、なおさらです。

骨折したところは元に戻せません。また、人間が加齢とともに骨の量が減っていくのは、自然の姿です。いろいろなクスリを使っても、骨量を元どおりにするのは、かなり難しいことです。

そのようなとき、多くの医師が糖尿病の話をたとえ話として持ち出すのは、けっして言い訳ではありません。骨粗鬆症は骨の「生活習慣病」であり、治療の方針も道筋も、糖尿病など生活習慣病とよく似ているからです。

誤解を恐れずにいうと、糖尿病は「治す」病気ではありません。いい状態をできるだけ長くキープして合併症を極力防ぎ、いま以上に悪くならないよう上手に病気とつきあっていく、そんな病気です。また、医師にすべてを任せる病気でもありません。治療として行なわれるさまざまな方法を実行するのは、患者自身です。つまり、医師と患者が二人三脚で対処しなければいけないのが糖尿病という病気の特徴です。

骨粗鬆症も、まさにそんな病気なのです。

治療の目的は、最初の骨折を予防すること、すでに骨折してしまった人は、つぎの骨折を防ぐことです。その目的を達成するため、患者と医師は二人三脚で治療に取り組んでいくのです。そのための効果的な手段は、医学の進歩とともに、嬉しいことにどんどん増しています。

直ちにクスリをのむわけではない

最初の治療方針は、「骨折を予防する」という治療の目的に即して、患者自身がこれまでのライフスタイルを反省し、悪いところを改善していく「生活療法」です。

クスリをのめば解決するだろうに、なんでそんな手間をかけるのかと思うかもしれません。理由は簡単で、この「生活療法」にこそ、クスリをのむ以上の効果があるからです。

生活療法の中心は、あとで詳しくお話しするように、食事と運動と日光浴で、骨粗鬆症治療のそれはアンチ・エイジング対策にもストレートに結びついています。

食生活の中心は、骨の材料になるカルシウムが充分に摂れるような食事に変えていくことですが、そこで奨められるヨーグルトや小松菜などの食材は、便秘などもしっかり改善してくれますから、肌の悩みを解決し、体のなかから元気を作り出します。

そして、ふだんの生活のなかに積極的に運動を取り入れながら、からだの動かし方や使い方を考えていくという運動そのものは、そのままアンチ・エイジングに役立つのです。

この、食事療法と運動療法がつくりだすものは、これからずっと健康で元気に暮らしていくという喜びです。おいしいものを食べたときの満足感や、気持ちよく汗をかいたときの爽快感は、アンチ・エイジングの何よりのクスリですし、そうすることで、骨粗鬆症の状態は明らかに改善していくのです。

というわけで、骨粗鬆症の治療は、

1. 食事療法
2. 運動療法
3. 薬物療法
4. 骨折の治療

という４つの治療法が、患者の状態にあわせて選択され、実施されます。

このうち食事療法と運動療法は、骨粗鬆症の予防法としてもたいへん有益なものですから、第７章「予防」で、詳しくお話しします。

治療の目的を簡単に言ってしまえば、骨折を予防して、患者さんの日常生活活動度（ADL）や生活の質（QOL）の悪化を防止することです。

また、足の部分に骨折が起こっているときには、手術療法やリハビリテーションが重要となり、背骨の骨折では、手術以上に痛みに対する疼痛のコントロールと、つぎの骨折を防ぐための転倒予防教育が治療の中心になります。

薬物療法について

もちろん食事と運動をおろそかにして、クスリだけで骨を丈夫にしようとしても、それは少々無理な話です。骨粗鬆症が生活習慣病である以上、治療の基本は生活習慣の改善であり、カルシウムを多く摂るなどの食事の改善や適度な運動習慣がベースにあってこそ、クスリの効果が充分に発揮されるからです。しかし、食事と運動だけで骨粗鬆症の治療が充分にできるかというと、軽度の場合は別にして、それも無理な話で、骨密度の低下がかなりみられれば、薬物治療なしに目的は果たせません。

服用すれば、ただちに骨が丈夫になるような魔法のクスリはどこにもありませんから、食事と運動に気をくばりながら、気長に服用していくのが基本です。しかも、クスリの効果はどんな人にも同じように現れるわけではなく、ときには副作用が出ることもあります。その程度も人さまざまで、日常生活に支障が出るようなら、すぐクスリを変更しなくてはなりません。定期的に効果を確認しながら治療を続ける必要があるのです。

ここ十数年のクスリの進歩は目覚ましいの一語に尽きます。今後も分子生物学という基礎学問の進歩により、つぎつぎに新しい特徴をもったクスリが開発される一方で、既存のクスリものみやすくなったり、のむ回数が減るなど、使いやすくなっていくことでしょう。そのなかで、医師は、効果が高くて副作用の少ない、その患者の状態にあったクスリを選択し、治療を継続していけばいいのです。

骨粗鬆症は、性ホルモンの欠乏と加齢に伴って骨量が少なくなり、骨の内部がスカスカでもろくなり、骨折が起こりやすくなったり、じっさいに骨折が起こった状態です。

大切なことは「骨をつくる」ことですから、カルシウムが重要です。そこで、クスリのタイプとして「腸管からのカルシウム吸収量をふやすクスリ」があります。また、次ページのコラムにもあるように、骨を作る速さより、骨が溶ける速さが上回っている状態を解消しなくてはなりませんから、「骨の吸収を遅らせるクスリ」や「骨の形成を促進するクスリ」があります。さらに、患者を苦しめていた骨折などによる疼痛を抑える「痛みを取るクスリ」も、処方されます。

「カルシウムの吸収をふやすクスリ」としてはカルシウム製剤と活性型ビタミンD_3製剤があり、「骨形成を助けるクスリ」として、ビタミンK_2製剤と副甲状腺ホルモン剤（PTH）があります。

また、「骨吸収を遅らせるクスリ」にはビスホスホネート製剤、エストロゲン製剤（女性ホルモン製剤）、そして選択的エストロゲン受容体モジュレーター製剤（SERM、サーム、塩酸ラロキシフェン）やイプリフラボンがあり、痛みを取るクスリとしてはカルシトニン製剤があります。

これらのクスリを患者の状態にあわせて使い分けるのが、現在のクスリ戦略ですが、そのときに役立つ指標が「骨代謝

コラム

骨吸収、骨形成、破骨細胞って？

成長期に活発に作られた骨は、40代以降、年齢とともに減少していきます。その一方、成長期が終わっても、日々リモデリングという代謝を繰り返し、1年間に20～30％の骨を新しい骨に入れ替わらせています。このリモデリングは骨を壊す働きをする破骨細胞が骨を吸収した（骨吸収）ところに、骨をつくる働きをする骨芽細胞が、新しい骨を作っていくというかたちで行なわれています（骨形成）が、骨粗鬆症の場合、骨を作るスピードより骨を壊すスピードが増しているから、骨がどんどんスカスカの状態になっていくのです。この骨代謝を調節しているホルモンがビタミンD、副甲状腺ホルモン、カルシトニンです。

マーカー」の値です。その結果、破骨細胞の活動が盛んだったらビスホスホネート、骨密度も骨代謝の具合もそんなに悪くないときは、ビタミンD_3製剤と運動療法、あるいは食事療法だけで経過観察ということもあります。ucOC（低カルボキシル化オステオカルシン）というビタミンK依存性タンパクの血中レベルがあがっていたら、ビタミンK_2製剤になるし、年齢でいうと、50代後半から60歳までの女性には、選択的エストロゲン受容体モジュレーター製剤（SERM）を選択肢に入れつつ、60歳以上になると、ビスホスホネート製剤を選択するのが良いとされています。

現在、よく使われるクスリは、SERM、ビスホスホネート、活性型ビタミンD製剤、副甲状腺ホルモン剤の４種で、患者が60代で骨折もない症例では、SERMとビタミンD製剤が第一選択になります。というのも、骨折頻度が高まる80代後半になるまでには20年以上もありますから、最初のうちはからだにあまり負担をかけないクスリを使いたいのです。

しかし、70代で背骨の椎骨にいくつも骨折があるという患者には、最初からビスホスホネートを使い、その効き目がパッとしないときには、副甲状腺ホルモン剤、もっと状態の悪い人には、最初から副甲状腺ホルモン剤を使うというふうに、骨折の数と年齢を考慮しながらクスリを決めていきます。

ちなみに、日本でいちばん最初に高齢者の骨粗鬆症薬として使用されたのは、海外から導入されたエストロゲン製剤でした。1981年のことです。その翌年、日本が開発した「エルカトニン」というカルシトニン製剤が疼痛緩和効果で認可され、その翌年には、おなじ日本発の活性型ビタミンD_3製剤の「アルファカルシドール」が骨粗鬆症に対する効果が認められて承認されました。その後、1995年にビタミンK_2製剤の「メナテトレノン」が骨粗鬆症における骨量・疼痛の改善効果が認められ、承認されています。これも、納豆を多食する地域では骨折が少ないという疫学データを元に開発された、日本オリジナルのクスリです。

新世代ともいうべきクスリが続々開発・発売され始めたのは、20世紀も終わり近くになってからでした。その一番手がビスホスホネート製剤で、このクスリの登場は衝撃でした。それまでのクスリが自然に近いかたちで効き、どちらかといえばおだやかな作用だったのに対して、はっきりと破骨細胞の活動を抑え、骨の吸収を抑制する作用があったからです。日本での承認は1996年で、この年を「骨粗鬆症薬剤治療元年」という医師もいるほどで、売上高は、現在およそ1700億円といわれる骨粗鬆症薬の半分近くを占めています。

2003年には選択的エストロゲン受容体モジュレーターの「ラロキシフェン」が承認され、2010年には骨形成を促進する副甲状腺ホルモン製剤である「テリパラチド」が承認されました。この「テリパラチド」こそ、冒頭で紹介した桃井かおりさん出演のCMの主役だったのです。そしてそのあとまったく新しい「デノスマブ」という分子標的薬も、治療メニューの中に登場しています。

いまクスリをおのみなら、クスリ袋や「おくすり手帳」で、のまれているクスリの名前をご確認ください。これからそれぞれのクスリの特徴をみていきます。

腸からのカルシウムの吸収量をふやすクスリ

1. カルシウム製剤

骨を作るために必要なカルシウム自体を補給するという、実にわかりやすいクスリです。L－アスパラギン酸カルシウム（*アスパラCA*）があります。

＊クスリの表記について（クスリにはWHOに登録されている一般名と、製薬会社が命名した商品名があります。この本では最初に一般名を書き、そのあとイタリックで商品名を書くことにしました）

2. 活性型ビタミンD_3製剤

食事などでカルシウムをいくらたくさん摂っても、腸管から吸収されなければ意味がありません。カルシウム吸収には日光に当たることで皮膚で合成されるビタミンDが関わっています。ビタミンDは肝臓や腎臓で活性化され、活性型ビタミンD_3になって初めて、小腸のビタミンD受容体と結合し、カルシウム吸収を促します。そのビタミンD受容体を刺激するのが、活性型ビタミンD_3製剤です。

日本ではアルファカルシドール（アルファロール、ワンアルファ）やカルシトリオール（ロカルトロール）などがよく使われています。食事中のカルシウムの腸からの吸収をふやし、体内のカルシウム量をふやして、骨形成と骨吸収のバランスを調整するだけでなく、筋肉にも働いて、転倒を防ぐ効果もあると期待されています。

骨が減少する原因として、まっさきにカルシウム不足が思い浮かびますが、いま世界が注目しているのが、じつは潜在的なビタミンDの不足の影響なのです。血液中に不足していると、治療で31ページのビスホスホネートを使っても効果が出にくく、骨折を防ぐことができないことがわかってきました。ですから現在、ビスホスホネートを使うときには、ビタミンDとカルシウムをいっしょに飲むのが良いといわれています。

骨粗鬆症の治療にはカルシウムとビタミンDが必須です。これらを充分に補給したうえで、骨折の危険性の高い人には、骨代謝を調節するクスリで骨折防止を目指します。当初、活性型ビタミンD_3製剤は、カルシウムの吸収をふやす作用で注目されましたが、実際には骨吸収抑制薬としての効果も認められています。事実、2011年に、強力な骨吸収抑制作用をもち、直接骨を強くするエルデカルシトール（エディロール）が承認されて、世界的に注目されているのです。

使い始めた当初は、カルシウムがふえすぎて、腎臓に石がたまらないか（結石ですね）など懸念されましたが、その副作用はきわめて少ないものでした。ほかに副作用として下痢、むかつき、吐き気もあげられていますが、どれも軽微なものです。

骨形成を助けるクスリ（骨形成促進薬）

３．ビタミンK_2製剤

ビタミンＫは血液が凝固するときに働く重要なビタミンで、納豆などに豊富に含まれています。ビタミンＫは骨芽細胞に作用して骨形成を促進するとともに、骨吸収を抑制して骨代謝のバランスを整え、著しい骨折予防効果を示すといわれていて、疫学調査の結果、納豆をたくさん食べている地域では、大腿骨の骨折が少ないということがわかりました。ずっと以前から日本が開発・研究のトップを走ってきた分野で、ビタミンＫの一つであるメナテトレノン（グラケー）は、アジア各国でも使われるようになっています。

このクスリの骨吸収抑制作用は、いろいろな調査・研究で、あまり強力ではないことがわかっています。しかし、オランダなどヨーロッパで、高齢者がビタミンＫ不足になると、大腿骨の骨折（正確には大腿骨近位部骨折、第２章の「骨折の治療」を参照してください）が起こりやすくなる、つまりビタミンＫは脊椎骨折より非脊椎骨折のリスクを軽減しているという信頼できるデータがあります。高齢者におけるビタミ

●納豆を多食する地域では、大腿骨近位部の骨折が少ない（女性の場合）

白いところは大腿骨近位部の骨折が少ない地域

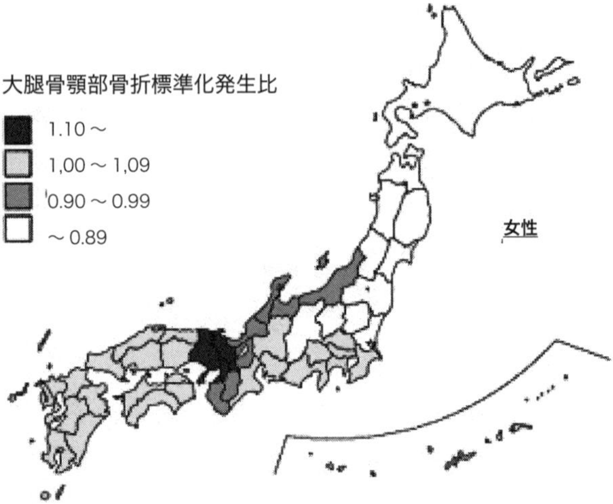

白いところは、納豆の消費量が多い地域

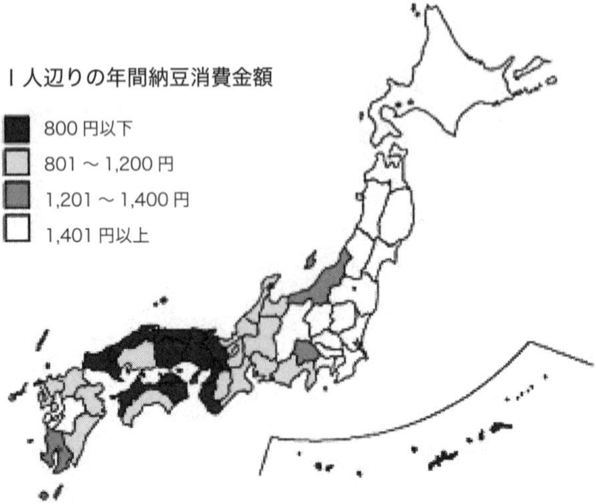

ンＫ不足は大きな問題ですから、そのような人がこのクスリをのむと、骨芽細胞の活動が活発になって、骨質がよくなるのです。

いま骨粗鬆症薬にも、骨の量の増加だけでなく、質の改善が求められています。そうした時代の趨勢にあったクスリかも知れません。

最近、ビタミンＫの不足状態がわかるucOC（低カルボキシル化オステオカルシン）の血中レベルが保健診療で簡単に測れるようになったのも、ビタミンＫ製剤投与をふやす後押しとなっています。

副作用として、便秘のような消化器症状のほか、凝血作用がありますから、心筋梗塞や心房細動の治療後に血液をかたまりにくくさせるために抗凝結薬（ワーファリンなど）をのんでいる患者には使ってはいけない、絶対禁忌のクスリとなっています。

4. 副甲状腺ホルモン剤（PTH）

副甲状腺は首のところにある甲状腺の後ろ端に左右上下１個ずつ、計４個ある、ごく小さな組織で、そこから出される副甲状腺ホルモンは、カルシウムを調節する上で、とても大きな役割を果たしています。

骨と腎臓と腸に働いて、腎臓で活性型ビタミンＤをつくるのも副甲状腺ホルモンなら、骨を溶かすなどして血中のカルシウムを高めたり、腸管からのカルシウムの吸収を促進するのも、このホルモンの役割です。つまり、活性型ビタミンDとならんで、骨吸収を促進して血中カルシウム濃度を上昇させるホルモンなのです。

この骨吸収の促進は、持続的に副甲状腺ホルモンが分泌されている状態、つまり副甲状腺ホルモンの血中濃度が高いときに起こります。

ところが、断続的に副甲状腺ホルモンを投与すると、まったく逆の骨形成が促進されることがわかってきました。ややこしい話ですが、もともとこのホルモンには、骨芽細胞の分化を促進する働きとともに、骨芽細胞のアポトーシス（細胞の自然死）を抑制する作用もあるのです。そこで断続的な投与をすると、骨形成促進作用だけが引き出され、新しい骨をつくる骨芽細胞が活性化されて、骨形成が促進して骨量が増加し、骨折を防ぐことが明らかになったのです。

薬剤としてテリパラチド（*フォルテオ*）という注射薬が有名ですが、これは1日1回の投与で、半減期は42分、つまり効果の持続がごく短いクスリです。持続的に投与すると骨吸収が上回り、骨量が減少してしまいますから、医師からの注意をよく守らないといけません。背骨の椎体骨折を予防し、身長が低くなるのを確実に抑制したというデータもあるように、複数の骨折が起こったり、骨密度がひどく減ってしまった重症の患者さんに使われることが多いクスリです。

専用のキットを使って1日1回、自分で注射するタイプ（*フォルテオ*）と、週に1回、病院や診療所へ行って注射してもらうタイプ（テリボン）があって、それぞれ使い続けられる期間が違っています。最長２年間の使用が認められていますが、欠点は、クスリがきわめて高価で（フォルテオ 51,871 円、テリボン 12,971 円）あるということです。

骨の吸収を防いで骨量をふやすクスリ

5. ビスホスホネート製剤（BP）

骨の表面で破骨細胞が骨を壊している部分にくっつき、その部分をコーティングしたり、異常に増加している破骨細胞の数を減らしたり、個々の細胞の働きを抑えて、骨の代謝を調節するクスリです。その作用の仕方は、骨を包んで守るという表現が、もっとも適当かもしれません。

破骨細胞の働きを強力に抑えますから、現在は、中～重度の骨粗鬆症患者に第一選択薬として使われる、主流のクスリです。服用し続けると、椎体骨折の発生率を約 50％くらい予防できるといわれています。

治療薬のなかでもっとも骨量をふやす働きのあるクスリですが、骨量の増加は１年で３～４％くらいしかありません。それでも骨の吸収がゆるやかになると、その分、骨形成が追いついて新しい骨がきちんと埋め込まれ、骨密度の高い骨になるのです。

患者のあいだでは「朝、起きたときにのむ」「食事の前にのむ」「服用後 30 分は水以外禁止、かつ横にならないこと」と、医師からきびしく指導されるので有名なクスリでした。

じっさい腸での吸収効率はあまりいいとはいえませんし、食事で摂ったカルシウムと体内でくっつくと、消化できないかたちになりますから、空腹時に 180ml 以上の水といっしょにのむのが原則という、けっこうのみにくいクスリです。というのも、少量の水でのんだり、食後すぐ横になってしまうと、ゲップによってクスリが食道や胃の粘膜にくっついて炎症を起こしたり、ひどいときには潰瘍を起こすといわれているからです。

もちろん、横にならなければいいわけですから、台所仕事をしても、仕事をしてもいいのです。さらにいうと、朝起きたときにコップ 1 杯の水を飲むというのは、睡眠中の脱水状態を改善し、腸の活動を活発にして、便秘解消にも大いに役立つ、おすすめの習慣です。(アメリカでは、朝食後に服用できるリセドロン酸という週 1 回のクスリを徐々に放出する薬剤の除放剤も認可されています)

主流は週 1 回の服用薬ですが、最近は 4 週に 1 回製剤（錠剤や点滴、静脈注射）や、のみにくさに配慮した経口ゼリー製剤も登場しています。確実に体内に薬効成分を届けることができる静脈注射タイプは、のんだあとの座位が維持できない人や胃切除などの消化管の手術をした人、認知症の患者、ほかに持病があって一回にのむクスリが多い患者にはうってつけといえるでしょう。

クスリの構造式の違いで、第１世代、第２世代、第３世代があり、薬効は第１世代が１なら、第２世代は 100、第３世代は 10000 といわれています。

よく使われているのが、第２世代のアレンドロン酸（*フォサマック*、*ボナロン*）、第３世代のリセドロン酸（*アクトネル*、*ベネット*）とミノドロン酸（*ボノテオ*、*リカルボン*）です。

目立った副作用は出ていませんでしたが、数年前、ビスホスホネート剤を服用している人が、歯科治療をうけた後に顎骨が壊死した事例が報告されました。調査の結果、発症頻度はごく少ないものの、治療中に抜歯などの歯科治療を受けなくてはならないときには、３カ月ほど内服をやめたあとで歯科治療を受け、治療後のビスホスホネート剤の再開は、歯科医との密な連絡のもとに行なうことが、コンセンサスとして強調されるようになりました。

顎骨壊死の引き金は口腔細菌の感染ですから、日頃から口の中を清潔にしておくとともに、ビスホスホネート剤の治療開始前に、歯科治療を終わらせておくのがいちばんいいでし

■ビスホスネート製剤投与回数	
毎日服用	フォサマック錠　5mg
週１回の服用	ボナロン錠 35mg
	アクトネル錠 17.5mg
４週に１回服用	ボノテオ錠 50mg

ょう。(投与期間が3年未満で、ほかに飲酒や喫煙、糖尿病などの顎骨壊死のリスクファクターがないときは、クスリをやめることなく、口腔の清潔を心がければいい、ということになっています)

6. エストロゲン製剤と選択的エストロゲン受容体モジュレーター（SERM）

女性ホルモン製剤（エストロゲン製剤）にはエストラジオール（ジュリナ）と結合型エストロゲンがあって、50代の閉経後女性には、ホルモン補充療法（HRT）で使われています。

肩こりや不定愁訴など、さまざまな更年期症状を抑えて若々しさを保ち、日常生活の質を維持するというホルモン補充療法には、ほかのクスリにはない特徴がありますが、骨では、破骨細胞を作るのを抑制し、その結果、骨吸収が正常化され、骨量をふやす作用があります。1日1回、1年間エストラジオールをのみつづけると、4～6％骨量がふえたという報告もありますが、その一方、乳がんになる危険性が高くなるという副作用がありますから、現実問題として、なかなか処方できないのが現状です。

そこで注目されてきたのが、SERMのラロキシフェン（エビスタ）とバゼドキシフェン（ビビアント）です。骨に対して女性ホルモンと同じような働きをして骨吸収を防ぎ、骨密度を上げて骨折を減らします。しかも、骨だけにあるエストロゲン受容体に作用して、骨以外の臓器（乳房や子宮など）

には作用しませんから、がんの心配も不要な上に、ビスホスホネート製剤のように、服用時間や食事の制限もありません。１日１錠の服用で、日本では2004年から使えることになりましたが、男性には適用がありません。

ビスホスホネート製剤が出てくるまで、エストロゲンは骨粗鬆症の治療薬として、もっとも効果が高いとされていたクスリです。問題になったのは2002年のアメリカでのＷＨＩ(Women's Health Initiative) という、ホルモン補充療法のリスクと有益性を明らかにする大規模な臨床治験の結果、乳がんや脳卒中の発生頻度が意外に高いという副作用が発表されてからです。その後、ＷＨＩの結果については、安全な投与方法や投与量などについて、検討が行なわれていて、再評価も行なわれています。更年期障害のある人では、エストロゲンは最初に考えるべきクスリかもしれません。しかし、骨粗鬆症の予防薬としては用いないほうがいいように思われます。

副作用として心配なのが、深部静脈血栓症などの静脈血栓塞栓症のリスクを上げることです。そのため、長期間ベッドに寝たままになるときには、それ以前に服用を中止し。完全に歩行が可能になるまで投与を再開しないことが注意事項としていわれています。

7. ヒト型モノクローナル抗体製剤

デノスマブは、2013年から処方できるようになった新しい注射薬（プラリア）です。骨を壊す破骨細胞は白血球の一種である単球系の細胞が成熟したもので、骨の表面にとりついて骨を壊しますが、成熟するには、表面にあるRANKという受容体にRANKL（ランクルと読みます）というものが結合しなくてはなりません。このクスリは、抗体としてRANKに結合することで、RANKLとの結合を阻害し、破骨細胞が成熟するのを抑制します。その結果、破骨細胞の働きが抑えられ、骨破壊が抑制された結果、骨密度をふやして、骨粗鬆症を治療することができるというわけです。

骨髄腫やがんの骨転移の治療のために開発された当初は、半年に1回120㎎という容量の注射でした。ところが、副作用として重度の低カルシウム血症（手指や唇のしびれ、不整脈）が起こったため、骨粗鬆症に対して60㎎容量の注射薬が「プラリア」という名前で発売されました。注射の期間は6カ月に1回で、最初の注射のあと、低カルシウム血症になっていないことを確認することになっています。

日本での2年間にわたる臨床試験では、背骨の骨折を65.7%も低下させ、骨量の増加も、同時に別群に投与されたビスホスホネートをやや上回るという素晴しい結果でした。しかも半年に一度でいいという、なんとも使い勝手のいいクスリなのです。もっとも大きい欠点は、一筒28,482円の値段の高さでしょう。

コラム

顎骨壊死

顎骨壊死というのは、顎の骨の組織や細胞が局所的に死滅し、骨が腐った状態になることです。そうなると、口の中にいるたくさんの細菌が感染して、顎の痛みや腫れ、膿が出るなどの症状がでます。ビスホスホネート剤をのんでいる患者さんが、抜歯などの処置を受けたあとに起こっているため、歯科医院の壁には、次のような症状がみられたときには、医師・歯科医師・薬剤師に連絡するようにという注意書きが必ず貼られています。

「口の中の痛み、とくに抜歯後の痛みがなかなか治まらない」

「歯茎に白色や灰色の硬いものが出てきた」

「顎が腫れてきた」

「下唇がしびれた感じがする」

「歯がぐらついてきてしぜんにぬけた」

重症の顎骨壊死になると治療の方法がありません。注意してください。

モノクローナル抗体って何？

ウィルスやがん細胞などほとんどの外敵は、ほかの正常な細胞にない〈目印〉をもっています。その目印にだけ結合してやっつける抗体が大量にできれば、ウィルスやがん細胞をやっつけることができ、医薬品として使えるという発想から生まれたのがモノクローナル抗体です。モノクローナル抗体は、ただ一種類のＢ細胞が作った抗体のコピー、つまりクローンで、〈モノ〉とは単一、〈クローナル〉はまじりっけのない集合という意味です。

痛みをとるクスリ

8. カルシトニン製剤

カルシトニンは破骨細胞の働きを抑制するホルモンです。骨吸収を抑えるだけでなく、強い鎮静効果もあるので、骨粗鬆症に伴う背中や腰の痛みに苦しんでいる患者に使われている注射薬です。ふえてしまった破骨細胞をへらす力は弱く、長期間使って骨量をふやす働きもありますが、人によっては、体内で抗体がつくられてしまうため、効果が低くなってしまいます。

このクスリ、日本ではウナギからつくられました。魚類のカルシトニンのほうが、ヒトのカルシトニンより効果が高いためです。

70年代、骨折を起こしてひどい疼痛を訴える骨粗鬆症患者に対して、日本の整形外科医はほとんど打つ手がなく、「あの痛みは神様でも治せない」と言われたものでした。そんなとき激しい痛みのために寝たきりになっていた患者に、カルシトニンを1週間投与し続けたら、痛みが消えて起きだし、医師も患者もたいそう驚いたという話が伝わっています。そして、疼痛改善効果を見るため、当時では画期的な二重盲検試験を行ない、疼痛改善効果を証明したのです。初期の骨粗鬆症患者にとって、このカルシトニンは福音でした。

サケカルシトニン（鮭）とエルカルシトニン（ウナギ）が

あり、今は注射薬のほか、スプレー式の点鼻薬としても使われています。

新しい副甲状腺ホルモン剤やヒト型モノクローナル抗体製剤以外の、これらクスリの効果を一表にまとめると、下記のようになります。椎体というのは脊椎の骨のことです。

薬剤	骨密度増加	椎体骨折防止	非椎体骨折予防	総合評価
アレンドロネート	A	A	A	A
リセドロネート	A	A	A	A
ラロキシフェン	A	A	B	A
エチドロネート	A	B	B	B
活性型ビタミンD_3	B	B	B	B
カルシトニン	B	B	C	B
ビタミンK_2	B	B	B	B
女性ホルモン製剤	A	A	A	C
カルシウム製剤	C	C	C	C

ABCの順に効果が高い

大切な骨代謝マーカー

骨量は患者が期待しているほど上がるものではありませんし、たとえ上がったとしても、「ああ丈夫になったな」と実感できるものでもありません。もちろん、のみ始めてすぐの変化なら、レントゲンを撮ってもわかりません。

そこで大切なことは、患者に「骨量が下がっていない」ことの意義を正確に伝えることです。そのための目印が骨代謝マーカーで、それぞれがどういうもので、どのように変化しているのかの説明が不可欠になりますし、レントゲンなどの画像も併せて、患者さんの目にはっきりみえるかたちで、治療効果を話すというのが、これからの時代にあった「インフォームド・コンセント」というべきものでしょう。

何度も繰り返して恐縮ですが、骨粗鬆症治療は、長い期間続きます。途中で気持ちが折れないとも限りません。冒頭で申し上げたとおり、以前だけではなく今でも、中途で治療をやめる患者さんがずいぶん多いのです。

どうすれば治療を続けられるのか。必要なのは、なぜこのクスリをのみ続けねばならないのかという正確な情報と、だからクスリをのみ続ける、というモチベーションの維持です。それには、この骨代謝マーカーの数字の変化が最適です。しかも、いくつかの骨代謝マーカーを同時に測ることで、その人の骨密度が、今後、どんなふうに変化するかも予想できます。

多くの施設では年に１回以上、骨代謝マーカーを測り、その結果をもとに、患者と話し合っています。そこで「基準値内に下がりました」とか、「MSC（最小有意変化）をこえる変化です、効いてますね」という、さりげない医師の言葉が、患者には何よりの励みになるのです。（骨代謝マーカーの詳しい話は第４章「検査」で）

コラム

なぜ骨粗鬆症の治療を途中でやめたのか

1. のんでいるクスリが本当に効いているかどうかわからないから、やめた
→自覚症状がないことを、事前に患者にしっかりと説明しておく必要があります。
2. 腰や膝の痛みがいっこうによくならないので、やめた
→腰や膝の痛みは変形性脊椎症や関節症が原因のことが多く、骨粗鬆症の治療だけでは改善しないことも考えられるという説明をしておかねばなりません。
3. 膝や腰の痛みがなくなったから、のむのをやめた
→その患者にとってはいいことですが、これも、骨粗鬆症の治療とはまったく関係ない疾病と、その結果ではないでしょうか。
4. クスリの副作用がでたので、やめた
→どんなクスリにも副作用があり、まったく出ない人もいれば、強く出る人もいます。そこで大切なことは、副作用が出たときに自分の判断でやめるのではなく、医師に相談してクスリを代えてもらうことです。選択肢がたくさんあるのが、骨粗鬆症治療薬の特徴のひとつなのです。
5. 持病があって、ふだんたくさんクスリをのんでいるから、これ以上のむクスリをふやしたくない
→注射薬にしたり、週１回や月１回のめばいいクスリを選ぶことで、クスリの種類をふやさないようにすることができます。その旨の話を事前にしておくべきでした。

第２章

骨折の治療

――治し方と予防法

骨粗鬆症治療の最終目標は、骨折を予防することです。しかし、現実には、医師の前に来た時、すでに骨折を起こしていたという患者が少なくありません。その場合、自覚症状のあるなしにかかわらず、すでに起こっている骨折をきっちり治療しながら、つぎの骨折が起こるのを防ぐのが治療方針となります。

いま、「自覚症状のあるなし」と書きました。

そうなのです。骨折と聞くと、ものすごく痛む重大事のように響きますが、骨粗鬆症の患者のなかには、重大事には違いないけれど、痛みの程度はさほどでもない、という人が、けっこういらっしゃいます。そんな「いつのまにか骨折」をしていたから、医師が指摘するまで、ご本人も自分の骨折に気づかなかったわけです。

そんな人は、とくに脊椎の骨折に多く、自覚症状も妙に腰の辺りが重かったり、鈍痛がする程度だったりで、病気の早期発見ができなかったりするのです。もし、以下のような症状に思い当たるなら、すぐに医療機関にかかることをお奨めします。

- 立ち上がる動作をすると、背中や腰がいたむ
- 背中や腰が曲がってきた
- 重いものをもつと、背中や腰が痛む
- 20 代のときにくらべて３センチ以上、身長が縮んだ
- 背中や腰が痛くて、寝込んだことがある

多くの場合、「いつのまにか骨折」が疑われます。

なぜ、骨が折れるのでしょうか。

それは骨の量が減り、さらに構造が劣化したためにもろくなり（脆弱性《ぜいじゃくせい》）、ほんの少しの衝撃でも骨折しやすくなってしまったからです。

そうなった状態を大別すると、主に加齢によって引き起こされると考えられている原因不明の「原発性」と、病気やクスリのために骨がもろくなってしまったという、原因のわかっている「続発性」があります。

ここでは「原発性」の骨粗鬆症のお話をさせていただいてますが、ぜんそく、リウマチや膠原病などの治療のために、ステロイドホルモンを長期間服用している人に多い「続発性」骨粗鬆症は、原因となった病気の治療や、クスリの中止・減量を第一に検討しなくてならないなど、治療の方針がまったく違ってくるので、ご注意ください。

この「原発性」か「続発性」かという見極めが、骨粗鬆症診察の最初の大切な関門になります。

四大脆弱性骨折とは

骨折の治療も、ずいぶん進歩してきました。

骨粗鬆症患者にとくに多い、四大脆弱性骨折といわれるのは、椎体骨折（背骨）、大腿骨近位部骨折（股関節）、上腕骨近位部骨折（二の腕）、橈骨遠位端骨折（手首）で、その発生率を多い順に並べると、

• 椎体（背骨）骨折 37%
• 大腿骨近位部（股関節）骨折 22%
• 橈骨遠位端（手首）骨折 17%
• 上腕骨近位部（二の腕）骨折 10%
となります。

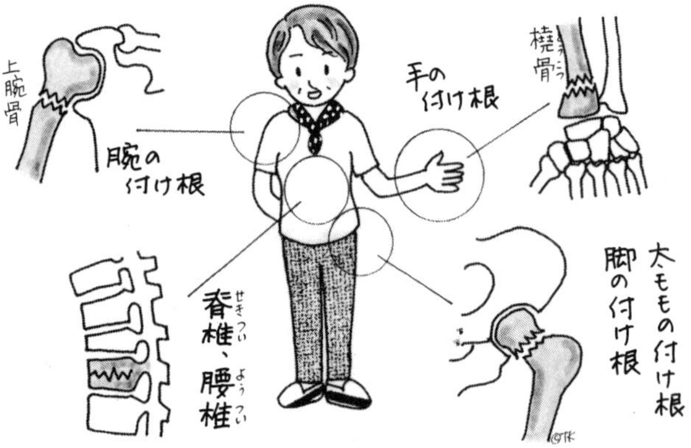

年齢別にそれぞれの発生率をみると、腕の付け根（上腕骨近位部）の骨折は年齢とともにゆるやかに上昇しているのに対して、手首（橈骨遠位端）の骨折は 50 ～ 60 歳、背骨（椎体）の骨折は 60 歳以上、そして股関節（大腿骨近位部）の骨折は 75 歳以上になって、急激に増加することがわかりました。つまり年齢とともに、手や腕から脊椎そして大腿骨と、より深刻な骨折を起こしやすくなっているのです。

これには、高齢になり、脳神経や筋肉が弱った結果、転びやすくなっていることが大いに関係しています。静かに立っているつもりでも、若い人にくらべれば、重心は２～３倍も揺れて不安定になっていますし、その揺れに逆らって立っていられる範囲は９分の１ほどに狭まっています。そのうえ、とっさの判断や対応も、素早くできにくくなっていますから、すべったり、つまずいたり、ふらついたり、ごく些細なことで膝を打ったり、太ももをねじったり、尻もちをついたりして骨折するのです。

骨折は患者の日常動作や生活の質を確実に悪化させるばかりか、椎体骨折では8.6倍、大腿骨近位部骨折では6.7倍も、死亡リスクを高める重大疾患です。

もし高齢者が転んで、立てなかったり、臀部の痛みを訴えたり、片方の太ももが短くなっていたり、膝や足の親指が外側に向いていたら、すぐ最寄りの病院に駆けつけてください。骨折の疑いが濃厚です。

病院ではＸ線撮影をして、診断を確定させます。Ｘ線ではわかりにくい椎体骨折にはMRIを使います。そして、寝たきりにさせないために、手術やリハビリテーションなど適切な対応を、すぐにとります。

部位ごとにお話ししましょう。

■大腿骨の骨折

私たちの脚の付け根は、大腿骨と丸い大腿骨頭、そして、その間でくびれた大腿骨近位部からできていて、そのうちの大腿骨近位部（以前は大腿骨頸部といっていました）が、いわゆる骨折しやすい「脚の付け根」です。

食事や着替えといった、暮らしていくうえで欠かせない日常生活動作や予後にもっとも大きな影響を与える骨折で、2002年には全国で約12万件の骨折が発生しています。

近位部の表面には骨膜がありません。だからもともと骨芽細胞が少ないうえに、いったん骨折すると、太い血管がちぎれて、その先が壊死しやすくなります。つまり、折れた骨がくっつくには、きわめて条件の悪いところですから、治療に時間がかかっているあいだに、患者の体力がおち、寝たきり状態になりかねません。海外では減少傾向にある大腿骨の骨折ですが、日本では今後も増え続けることが予想されています。

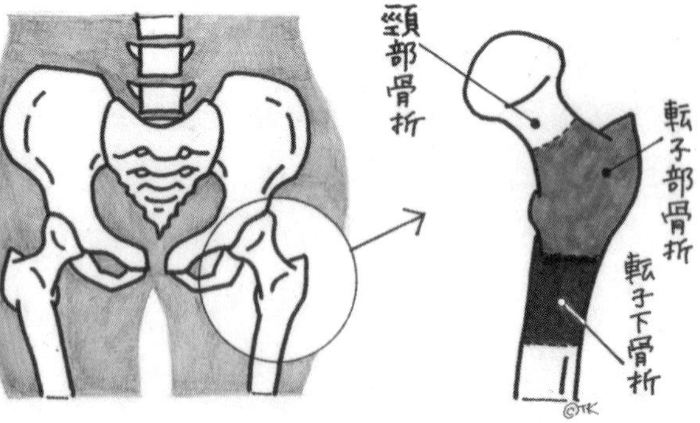

大腿骨では、骨折した場所によって、治療の方法や予後などがまったく違います。

以前、「内側《ないそく》型」といっていた、頸部の骨頭に近い関節包の内側が骨折した頸部骨折では、折れた先の骨頭にいく血の流れが、すべて絶たれてしまいます。血液は骨の栄養としてなにより必要なものですから、それが来なくなると骨が死ぬ、つまり骨頭壊死が起こります。

一度壊死した骨頭が新しい骨に置き換わるには、約２年もの期間が必要になります。その間は歩くなど、その部分に強い力をかけることができません。そこで、折れたところをある程度整復してから、中空のスクリューを３本使って固定する「骨接合手術」が、ふつうは行なわれています。

しかし、骨粗鬆症の高齢者では、安定して早く歩かせたいことから、骨をくっつけることを最初からあきらめ、骨頭を取り去って、チタンの人工骨頭に入れ替えることが珍しくありません（人工骨頭置換術といいます）。

このとき、臼蓋《きゅうがい》という骨盤の受け側にも、変形のような問題があれば、それも人工物に取り替えます。

一方、「外側《がいそく》型」といって、頸部の首から胴にあたる関節包の外側が破壊された骨折（転子部骨折ともいいます）では、骨に充分な血流が確保されていますから、比較的治りやすく、この場合は、骨と骨をしっかりつけることが、なにより大事になります。そこで、皮膚を切り開いて骨折したところにプレートを当て、それをスクリューで止める「内固定法」を使います。

最近では、「コンプレッション・ヒップスクリュー」という、股関節部にかかる体重を、折れた骨端への圧迫力にかえて、しっかりくっつける内固定具や、「近位大腿骨髄内釘《ずいないてい》」といって、棒状の金属を打ち込んで止める手術が、さかんに行なわれるようになってきました。

手術は全身麻酔か腰椎麻酔で行ないますから、手術時の痛みはありません。麻酔がきれたあと、硬膜外チューブを2、3日、腰に入れておいて麻酔薬を注入すれば、その後の痛みもありません。

手術後は、なるべく早く患者の体を起こし、立って、歩く練習をするなど、早期のリハビリテーションを始めるのが大事で、歩行能力の再獲得が目標になります。現在は「病診連携」など地域連携のシステムができていますから、術後7〜10日でリハビリテーション専門病院へ転院し、その後1〜3カ月で退院ということが多いようです。

■椎体の圧迫骨折

尻もちをついたり、布団など重いものをもったり、畑作業や草むしりを長時間したあとに、腰の辺りが痛むことがあります。その痛み方にも特徴があって、もし寝ている姿勢から起き上がった瞬間に鋭い痛みが襲い、いったん立ち上がったあとはあまり痛まず、歩行もなんとかできるという痛み方だったら、十中八九、「体動時腰痛」です。これが骨粗鬆症の人に起こったら、椎体骨折を考えたほうがよく、すぐに病院で、X線などの検査を受け、受傷した部位と骨折の程度を診断してもらってください。

コラム

人工骨頭置換術後のリハビリテーションなど

手術後、足に入れている管が抜けてから、本格的なリハビリが始まります。目標は脱臼を起こさずに歩行訓練ができること。リハビリを始めると、足の腫れや痛みが出てきますが、リハビリをしないとよけいに腫れがひどくなったり、足腰が弱くなって立てなくなったりしますので、そこは我慢です。

この手術をうけた方は、

1. 手術したほうの股関節を深く曲げたり ,
2. 内側にひねったり、
3. 内股方向に閉じたりすると、股関節を脱臼する危険があります。

そこで、理学療法士の指導で、脱臼をおこさない靴や靴下のはき方、脱ぎ方や椅子からの立ち上がり方、ベッドからの起き上がり方などを練習します。病室では手術していないほうの足を、膝を曲げのばしなどでいつも動かしていること、両足首の運動も常にしていることなど、自己リハビリも奨められています。

退院したあとも、あぐらをかいたり、正座をしたり、ゴルフなどで腰を強くひねったりすることは、厳禁です。

おおよその費用は、70 歳未満で 3 割負担の人で約 46 万円（基本的に高額療養費制度が使えます）、70 歳以上で 3 割負担の人で約 9 万円、70 歳以上で 1 割負担の方は 44,400 円（自己負担限度額区分が一般）です。（医療費のみ、食事代や個室代は含まれていません）

というのも、椎体骨折の大きな特徴は、骨折後も神経の出口が狭くならないため、痛みなどの自覚症状がはっきりしないことで、ある調査では、そんな「知らないうちの骨折」が60%にもなったそうです。

そんな骨折に気がつかず、そのまま放置していると、椎体骨折が全くない人にくらべて、骨折の危険度が1年以内で2.6倍、1～2年で5.1倍、2年以上で7.3倍にもなり、防がなくてはいけない骨折が骨折を呼ぶ「ドミノ骨折」の危険がどんどん現実味を帯びてきます。ですから自覚症状の有無にかかわらず、60歳以上になったら、1年に1度はレントゲンで背骨の様子を検査することをお奨めします。

圧迫骨折の多くの場合、椎体の前部分がつぶれていますが、中央部がつぶれることもあり、中央部だけのときには痛みがともなわないことも珍しくありません。また、圧迫骨折の程度がひどくて、椎体の後ろにまで及ぶと、痛みが強いだけでなく、脚がしびれて動きにくくなったり、尿が出にくくなったりという神経症状がでることもあります。この場合は、圧迫骨折ではなく、破裂骨折となり、治療の手段も違ってきます。

治療の基本は、硬めのコルセットやギプスを骨折したところに巻いて、患部の安静を図る「保存治療」です。腰痛持ちの人ならすでにご存じのように、コルセットを巻くだけで痛みは軽くなり、変形の進行を抑えてくれます。そして、寝たり起きたりの回数を減らしたほうが楽ですから、頻尿の患者には、尿の回数を減らすクスリをのんでもらったり、布団からベッドでの生活に換えてもらったりもします。

圧迫骨折をすると、椎体の後ろから、早い人では骨折後２週目、ふつうは３〜４週目から、骨が形成されてきます。それにともない痛みも軽くなりますが、変形は椎体の前の部分が治るまで進行しますから、痛みがなくなったらやめるというのではなく、骨折が治るまで治療を続けることが大切です。

骨折が治ると、痛みの質が変わります。背筋が弱っているため、筋肉がつかれやすく、重だるく感じますが、横になるとすぐ楽になるのが特徴です。だから、リハビリテーションで筋肉、とくに背筋を中心に腹筋を鍛えることが必要になります。同時に、転倒しないようにバランスの訓練も行ないます。体が回復するまでには、６カ月から１年はかかるとお考えください。

大切なことは、骨折後１カ月間に変形を進行させないようにすること、そして、再び骨折しないようにリハビリテーションを続けつつ、治療薬を内服して、骨を強くすることです。

手術を考えるときもあります。しびれや排尿障害という神経症状がでていて、頑固な痛みがとれない場合です。通常は、神経を圧迫している部分を取り除いて、金属の器具を使ったり、ときには骨を移植して、脊椎を固定します。

ただ、骨粗鬆症の患者では、骨がもろくなっているため、うまく固定できなかったり、複数の骨折があって、椎体をいくつも固定しなくてはならなかったりします。

そこで最近は、「骨セメント」を使って、つぶれた箇所を修復しながら骨折を治すという手術が行なわれるようになりました。80年代後半に始まった「経皮《けいひ》的椎体形成術」（通称、骨セメント療法）という方法で、いくつかの手術方式があります。なかでも、2011年から健康保険の適用となった風船を使った術式は、評判がいいようです。やり方はつぎのようになります。

1. 患者は全身麻酔でうつぶせの状態で手術台にのる。
2. 背中から針を骨折した椎体まで入れて道筋をつくり、そこに小さな風船がついた器具を入れる。
3. 風船を徐々にふくらませて潰れた骨を持ち上げ、できるだけ骨折前の形にもどす。
4. 風船を抜き、椎体内にできた空間を満たすように、手術場で混ぜあわせた骨セメント（ポリメチルメタクリレート）を注入する。
5. 手術は1時間程度で終わり、骨セメントは手術中に固まる。

これがバルーン・カイフォプラスティ（BKP）とよばれる、いま話題の手術です。

■腕の付け根の骨折

骨粗鬆症で腕の付け根が折れるのは、転んだときに肘をのばしたまま手を突いたり、肩の辺りを強打したからです。

若い人なら骨の中間部が折れますが、骨粗鬆症患者は骨の

コラム

日野原重明先生が受けた骨セメント療法

風邪を引いてひどい咳をしたのがきっかけで、激痛に見舞われた日野原先生は、検査の結果、第11胸椎が骨折していることがわかりました。そこでレントゲン透視をしながら、骨セメントを圧迫骨折した箇所に注射する骨セメント療法を受けることを決めました。術後3日目に痛みがとれ、歩くことができるようになった日野原先生は、その翌日、福岡で開かれた講演会に出かけ、立ったままで1時間、講演をしたのです。日野原先生101歳のときでした。

ギプスなど

- **ギプス**　もともとの意味は石膏ですが、現在は強くて軽くて長持ちするグラスファイバー製です。骨折したところに外側から巻いて、固定を維持します。ギブスではありません。
- **ギプスシーネ**　ギプス包帯を必要な長さと幅に折り重ね、帯状にしたものを骨折したところにあてて、硬化させたものです。
- **ピンニング**　キルシュナー鋼線という先の尖った針金を骨に刺して、折れたところをつないで固定します。
- **プレート固定**　金属製のプレートを骨折したところにあてて、スクリュー（ネジ）で骨にとめて固定します。
- **髄内釘固定**　骨の中心部の髄腔に骨端から金属製の長いロッド（棒）を打ち込みます。大きな骨の中央部分の骨折のときに使われる方法で、骨折した周辺の筋肉や皮膚などをいためることなく、比較的早期に体重をかけることができます。
- **創外固定**　骨折部分をはさむ両側の骨にワイヤーやピンを数本打ち込み、骨のズレをできるだけ矯正したあと、創外固定器という金属の支柱を連結して、骨折を皮膚の外で固定する方法です。感染の危険の高い骨折部に手をつけることなく、正確な整復と、強固な固定ができます。

端がもっとも骨萎縮が進んでいるため、大腿骨とおなじように、腕の付け根の、骨頭からすこし離れた、細くなったところが折れるのです。「上腕骨近位端骨折」といい、肩まわりの痛みや腫れ、熱感を確認したあと、X線撮影で診断します。そのあとＣＴを撮って、詳細な骨折の程度を評価します。治療方針を決めるためです。

治療には保存療法と手術療法があります。骨折したところのズレの程度が比較的軽度なときには保存療法、ズレが重度な場合は手術療法が選択されることが多くなります。

保存療法ではギプスは使いません。三角巾とそれを押さえる包帯や、バストバンドという、肋骨骨折のときに使う固定帯で肘の上までしっかりと固定し、肘の重さを三角巾などで引っ張るようにして、骨が自然に整復されてくっつくのを待ちます。

ただ、じっとしていては、肩の関節が固まって動かなくなりますので、ある程度痛みがおさまったらすぐ、腕を下に垂らしたり、全体を前後に動かすブラブラ運動をして、引っ張りながら肩の関節を動かすようにします。そして、３～４週目で三角巾などを外し、１カ月ほどしたら入浴して肩や肘を暖め、関節を動かすような運動を積極的に行ないます。このリハビリテーションが予後の状態を左右します。

手術は、麻酔科で骨折部を整復したあと、骨髄に器具を打ち込んでスクリューで固定する「髄内釘《ずいないてい》手術」が行なわれます。術後は筋力が回復するまで三角巾で固定し、術後２～３

日目からリハビリが始まります。２週間も続けると、腕を上げたり、着替えも自力でできるようになります。

ときには、レントゲンをみながら整復して骨折部にピンを刺し、そのピンを外側で固定する創外固定術や、粉砕の程度がひどいときには骨頭壊死の確率が高くなるので、そっくり入れ替える人工骨頭置換術の適応となります。

■手首の骨折

転んだ拍子に手を突いて、橈骨《とうこつ》遠位端骨折という手首の骨折を起こしたときは、すぐに手関節に疼痛を感じて、腫れてきます。

折れた橈骨の骨片が手の甲のほうにずれると、手が食器のフォークを伏せて置いたときのような独特のかたちになり、片方の手で支えなければ、ぶらりと下がってしまいます。これが「コレス骨折」で、折れた骨や腫れが神経を圧迫して、指がしびれたり、麻痺や脱力を起こすことも、よくあります。また、骨片が手のひら側にずれると、コレス骨折とは逆のかたちに変形します。これが「スミス骨折」です。

衝撃がひどいときには、橈骨といっしょに前腕を構成している尺骨の先端やその手前の部分が同時に折れたり、脱臼を起こしたりします。

Ｘ線を撮って、骨折線を確認すれば診断は簡単にできますが、骨の折れ方で治療法が違いますから、骨折線が１本だけの単純な骨折か、いくつも小さい骨片のある不安定な骨折かを見極めます。

治療法には、これも保存療法と手術療法があります。

まず麻酔をして痛みをとってから、手を指先の方向に引っぱり、ずれた骨片を元にもどす整復を行ないます。そして、引っ張る力を緩めても骨片がずれないときは、そのままギプスやギプスシーネで固定しますが、緩めると骨片がずれたり、手首の関節に面する骨片の一部がずれたままで整復できないときは手術になります。

手術には、X線で透視しながら鋼線をいれて骨折したところを固定する「経皮鋼線刺入法」や、手前の骨片と手首側の骨片にピンを刺して、それに牽引装置をとりつける「創外固定法」、骨折部を開けて骨片を整復したあとプレートで固定する方法があります。このうち、ネジとプレートが噛み合う「ロッキングプレート」という方法が開発されてからは、プレートで固定して、早くから手首の関節を動かす方法が、用いられるようになりました。

クリティカルパス（クリニカルパス）

ややこしいカタカナ言葉ですが、これは骨折などの治療で入院されたことのある人なら、すでに見ているはずです。入院が決まったとき、医師からイラスト入りの「入院診療計画書」が手渡され、こまごまと説明されたことでしょう。この入院診療計画書こそ「クリティカルパス」（患者用）の実物です。医療スタッフ用もあります。

患者用には、入院中にどんな検査を受けるか、手術、処置、手術後のリハビリ、食事、入浴などの内容とスケジュールが書かれていて、回復の目安がわかります。

医療スタッフ用には、科学的な根拠に基づいた専門的かつ詳細な内容が書かれ、ステップごとの達成目標が示されています。複数の医療スタッフが同じ情報を共有することで、スムーズな連携とチーム医療の推進を意図しているのです。

日本では1995年頃から導入されはじめ、400床以上の医療機関の９割以上が活用しています。元々は60年代のアメリカの生産工学分野で、工程短縮のために開発されたものでしたが、80年代に診療過程を標準化し、入院日数を短縮する手段として、医療分野に導入されました。

老人医療費の支払方法を、診療内容の費用を計算して算出する出来高払いから、悪名高い診断群別定額払い方式（疾病の種類や治療内容に応じてあらかじめ決められた一日あたりの定額医療費を基準に算定する方式）に変えるためで、病院側は支出を減らし、病床の回転率を上げるために入院日数を短縮することが求められたのが導入動機となっています。

これだけ聞くと、患者側のメリットになるものとは思えませんが、日本では、医療の質の向上に役立てようという傾向が強く、アメリカとは事情がすこし違っています。

つまり、医師や看護師、臨床検査技師など、医療に携わる個人の知識と経験を標準化すれば、一定の質を保った検査・

処置・治療・看護ケアを患者に提供できます。また、チームを組んでいる薬剤師、栄養士、理学療法士などとも同じ情報が共有できます。具体的な情報が書き込まれているので、インフォームド・コンセントの助けにもなります。投薬のスケジュールなども記されていて、不必要な検査や投薬もなくなり、指示もれやチェックもれの防止にも役に立つ、ということを狙ったのです（理想的にいけば、ですが）。

いずれにしろ、患者にとって、細かく具体的なクリティカルパスは、大いに助かるし、活用しなくてはなりません。

そして今、このクリティカルパスを広げて、地域の連携にまでつなげようとしています。考え方は同じで、医師、看護師、検査技師、薬剤師などの職種別にそれぞれのクリティカルパスがあったように、地域でも急性期を治療する病院と、転院先の回復期を治療する病院、リハビリテーション施設、そして地元のかかりつけ開業医というように、それぞれがちがう役割を果たしながら、情報の齟齬がないように、一人の患者の治療にあたろうとしています。これを「地域連携パス」といいます。

骨粗鬆症では、とくに大腿骨近位部骨折のあと、この地域連携パスを有効に活用できるかどうかが、患者の予後にとって重要なカギになります。なぜなら、骨折後、なるべく早く手術を行なったほうが、寝たきりになることもなく、予後がいいと報告されていますし、手術前後のリハビリや、回復期リハビリ病院へのスムーズな転院も、早期の日常生活への復帰に大きな力となるからです。

地域連携は、こんなふうに行なわれます。

骨折するとすぐ、患者は地域の医療機関にかかり、診察・診断を受けて、早期に手術が必要と判断されたら、急性期の治療を担当する地域の拠点病院に連絡されます。拠点病院では、患者の状況を確認して、麻酔科と相談のうえ、手術日が決まります。地域の医療機関は、拠点病院に患者の診療情報を提供するとともに、搬送の手配をします。そして、拠点病院で迅速な手術が行なわれ、初期のリハビリも施されます。

拠点病院ではクリティカルパスに則って、手術日を決めた時に、退院や転院の日を決めていますので、その決定に従って、回復期リハビリ病院に転院し、早期の日常生活復帰を目指す、ということになります。

このような手厚い対応が、患者のすべてに行なわれるというのが、日本の医療制度の優れているところです。

リハビリテーション

私たちの関節は４日間も動かさないと、動きが悪くなりますし、筋肉も１週間動かさずにいると、約15％も衰えてしまいます。

ですから、骨折後のリハビリテーションの主な目的は、手術や固定中の経過によって筋力が弱くなったり、関節が固まったりするのを、できるだけ防ぐことです（身体運動機能の改善)。そのためにはまず、骨折したところ以外の筋力増強訓練や関節可動域訓練をしなくてはなりません。さらに、骨折したところの骨がくっつくのを妨げないかたちでの訓練を行ないます。

また、転んで骨折した場合には、ふたたび転倒して骨折することがないよう予防することが重要です（転倒予防)。骨粗鬆症の患者でも、運動することで骨は強くなりますから、筋力訓練や歩行訓練を、クスリの服用と組み合わせながら行なうことは非常に効果があるのです。

転倒しやすいのは、足の筋力が弱ったり、バランスが悪くなったことを意味しますから、筋力を鍛えたり、バランスを良くする訓練をするわけです。同時に、杖を使ったり、家の環境を整える（段差をなくしたり、手すりをつけるなど）ことも、治療の一環として提案されます。

患者を悩ませる腰や背中の痛みについて、以前は、物理療法といわれる牽引や温熱、マッサージがさかんに行なわれていました。しかし、その効果が疑問視されてから、奨められることはまずありません。

奨められるのは筋力を強める運動です。痛みがあると運動量が減って筋力が弱くなり、この筋力の低下が関節の痛みを増強します。ですから、筋肉を強くする運動は、痛みを軽くすることになりますし、スムーズな動作を行なうことにもつながるからです（腰背部痛の軽減)。

手術をすると決まった患者さんにも、リハビリテーションは重要です。とくに人工関節の手術を受ける患者さんには、手術前からのリハビリテーションが奨められます。そうすることで手術前の状態の正確な把握ができ、手術後のリハビリテーションがスムーズに始められるからです。

多くの場合、手術の翌日から筋力訓練や関節可動域訓練、歩行訓練が始まります。なかでも、歩行訓練は日常生活動作の自立のために、もっとも重要なリハビリテーションです。

歩行訓練をするときには

まず歩く練習をする場所の環境を整えてください。

- 部屋が散らかっていたり、足先がひっかかりやすいコードや小さな段差はありませんか。
- 杖などの歩行補助具はこわれていませんか。
- あなたの使用状態に合っていますか。
- 正しい使い方をしていますか。たとえば、片手で杖を使うとき、骨折した側と逆の手でもって使っていますか。
- 着るものもパジャマではなく、せめてジャージーに着替えてください。
- 裾は引きずっていませんか。
- かかとのないスリッパやすべりやすい靴下での歩行練習は危険です。歩くのに適した服装をしてください。

病院や施設では、平行棒をつかって歩行練習をします。もっとも安定して練習ができるからです。自宅でも廊下の両側に手すりをつければ、似たような状況がつくれますし、自宅用の平行棒もあります。

介助する人は、骨折した側にできるだけ体を接近させるのが原則です。腰につけた介助ベルトをしっかりもって、声をかけながら練習します。くれぐれも転ばないこと。支持の仕方などは、病院で理学療法士に確認してください。

歩くことは日々の生活にリズムと変化をもたらし、精神機能の活性化にもつながります。トイレに行く、郵便物をとりに行くなど、目的をはっきりと決め、毎日継続して行なうことが成功のカギです。

このようなリハビリテーションは、患者にとってかなりキツイものですから、乗り切るためには、家族の精神的なサポートと、1日の生活にメリハリをつけることが大切になります。

実際、医師や看護師などの医療側スタッフがどうしてもできないことが一つあるのです。それは「家族の顔」にはなれない、ということです。「早くよくなってね」「早く帰ってきてね」という家族の言葉と顔が、どれだけ患者本人の気持ちを前向きにし、リハビリをやろうという意欲につながることでしょう。

リハビリテーションにおいて、家族しか果たせない役割は非常に大きいのです。

骨折予防

■杖

散歩やウォーキングを習慣にしている高齢者は、背中がよく伸び、太ももの筋肉が強く、膝の動きもいいことが知られています。散歩の効用は絶大ですが、そのときに転んでしまっては元も子もありません。そこで自分にあった「杖」の役割が重要になってきます。

杖などの歩行補助具には「T字杖」や「４点杖」のほか、松葉杖という名で知られている「クラッチ」や「歩行器」があります。それぞれ使い方がちがいますので、購入や使用のときには、理学療法士によく相談してください。

手軽なのがT字杖で、突き方は、麻痺した足や骨折した足と逆の手で持って突くのが正しいやり方です。町やテレビで、骨折した側の手で突いているのをよくみますが、これは間違いですので、注意してください。

杖の長さも大切なポイントで、長すぎても短すぎても、正しい歩行姿勢がとれません。杖先を前に15㎝、外側に15㎝だしたところに突いて、肘を軽く曲げた状態で取手がくる、というのが基本です。

簡単に計算する方法として、

「身長×0.5＋２〜３センチ」という計算式がよく紹介されています。参考にしてください。

また、腰骨の下あたりを押すと、出っ張りを感じますが、床からのその高さも、杖の長さを知るものとして、よく使われます。

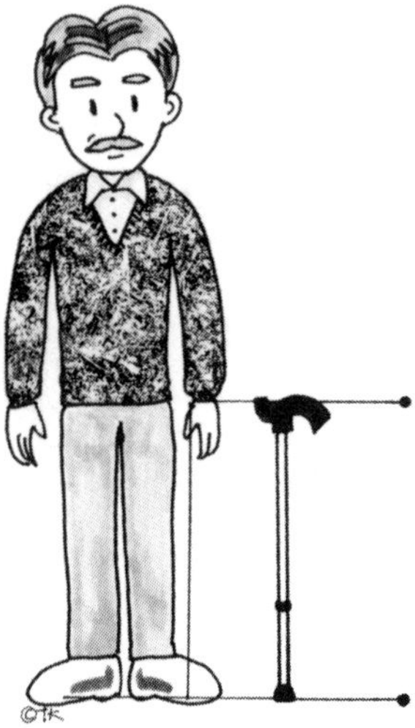

●杖の長さの決め方

杖の握りの部分は、手をまっすぐ下ろしたときの手首の高さであり、肘の関節部分は30度曲げて持つことがお奨めです。

これがリハビリの基本の高さと持ち手の角度です。

■ヒッププロテクター

また、「ヒッププロテクター」という、骨折しやすい足の付け根にクッションの入ったパンツもあります。デンマークやイギリスでは、転倒による大腿骨近位部骨折を半分に減らしたと言われている道具です。日本でも、老人健康施設の高齢者に使って、やはり大腿骨近位部骨折を減らすことができました。クッションの性質で硬質と軟質があり、使い心地がちがいます。「意外とかさばらないね」と言う感想も多く、もし使いくらべる機会があったら、トライしてみてください。

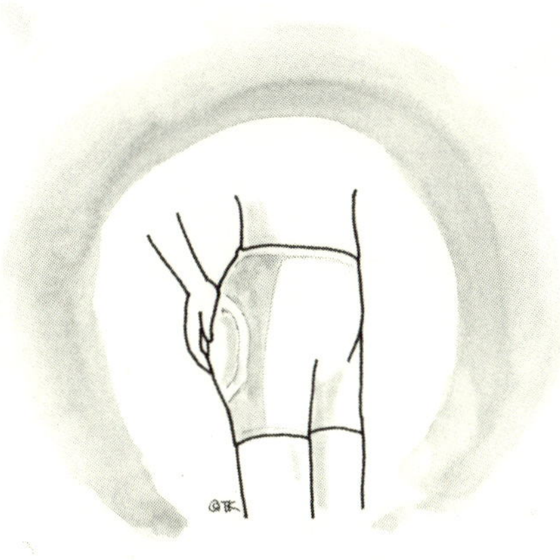

●ヒッププロテクター

転倒したときに、股関節を衝撃から守って、大腿骨頸部骨折を防ぐために、腰の左右にパッドが入ったパンツ。

第３章

介護や
ケアのことも

――家族や自分が骨粗鬆症になったら

骨粗鬆症という診断は、もしかすると、天があなたにくれた絶好の機会かもしれません。

皮肉ではありません。暮らしを根本から見直して、食事も変えるべきところは変え、運動を毎日の生活の中に取り入れ、散歩も外出もどんどんしましょう。そうすれば今以上に健康に暮らすことができるようになるからです。

骨粗鬆症治療の第一歩は、先にもいった食事と運動の「生活療法」です。その内容も決して無理な注文ではありません。

カルシウムにしても、牛乳が苦手なら豆腐でいいし、ヨーグルトならなおいいでしょう。毎朝ヨーグルトを食べていれば、いつのまにか頑固な便秘もよくなります。

また、推奨されるビタミンDやK、イソフラボンやタンパク質が豊富な食材は、おいしい食材ということが共通しています。ですから、積極的にどんどん食卓に上らせましょう。

運動面の注意でもそうです。じっと家に閉じこもっているより、10分でも15分でも、外に出てゆっくり歩けば、日光浴（ビタミンDが合成されます）にもなるし、気分だってよくなります。心と体は表裏一体、憂鬱な気分も吹き飛ぶでしょう。

そして、そこで示されるメニューや内容は、骨粗鬆症の人にだけ有効なものではなく、健康に生きたいと願うすべての人にとって、有効なものです。

家族でも手伝えるリハビリもある

転びにくい体をつくるためには、硬くなった関節がなめらかに動くようになる必要があります。回復期の病院では理学療法士の人がやってくれましたが、コツさえわかれば、家族が理学療法士の代わりになることは可能です。

関節の曲げ伸ばしは、日常生活すべての運動の基礎で、曲げ伸ばしができないと、姿勢を維持することや、立つことさえ難しくなります。

そんな関節を柔らかくするリハビリテーションが「関節可動域運動」です。屈曲伸展(曲げ伸ばし)ができなければ、関節ではありません。

股関節の運動では、次の３つがあります。

1. 屈曲運動―足首や足、膝下のあたりをもって曲げます。痛みのないように、ゆっくりやることが大切で、もっとも重要なことは、毎日行なうことです。
2. 外転運動―膝をのばした状態で、足を持って外側に広げます。
3. 回旋運動―膝を軸にして、足首を持って左右に回します。

膝関節は、すべての関節の中でもっとも負荷がかかる関節で、動かさないでいると、周辺の筋力がみるみる低下していきます。そこで周辺の筋力を取り戻す筋力リハビリも大切になります。

動かし方は、股関節の伸展とおなじです。膝下あたりを両手で下から持ち上げ、体のほうに少しずつ寄せていきます。痛みを感じる寸前までやるのが原則です。つぎに、膝を両手で支えながら。徐々に関節をのばし、足が元通り、床の上でまっすぐのびた状態まで戻します。

また、椅子にすわった足下におとしたタオルを、足指を使って、自分のほうに引き寄せたり、逆に遠いところに押し出すというのも、患者が自分でもできるいいリハビリです。

筋力を鍛えるリハビリとして、「クッションつぶし」があります。膝をまっすぐのばして座り、膝の下にクッションや枕のようなものを入れてもらいます。そのクッションを押しつぶすように、膝を下に押し下げるのです。

どれも簡単そうですが、やってみると、けっこう大変です。声をかけてください。患者にとって、家族の笑顔やかけ声は、リハビリのつらさを紛らわせてくれる、いちばんのクスリなのです。

公的な補助も使う

つぎに環境を整えます。骨粗鬆症治療の目的は「最初の骨折を防ぐこと」ですから、転倒防止をまっさきに考えなくてはなりません。転倒事故の半数以上が自宅の屋内で起こっています。バリアフリーだけでなく、手すりの設置や、照明の変更などを決断したら、まずお住まいの市区町村などで、使える制度がないか調べてみてください。

介護保険で介護が必要と認められた人は、転倒防止用の手すりや、段差をなくすためのスロープを、わずかな自己負担（介護保険給付９割､自己負担１割）でレンタル利用できます。介護をしやすくするための住宅改修の費用（上限あり、自己負担１割）の支給を受けることもできます。

高齢者と同居するための家屋の新築、増築、改築などにも、公的資金貸付制度（高齢者住宅整備貸付）があります。ただし、いろいろ条件がありますので、金額の上限を含め、詳しくは市区町村の窓口に問い合わせる必要があります。

介護保険・要支援

2000年に始まった介護保険は、2006年に大幅な改正がされ、そこで新しく決まったのが、介護予防というコンセプトに基づく「要支援」という認定です。それまでは要介護１〜５の認定しかありませんでした。

介護予防の目的は、誰もがいつまでも元気に、住み慣れた地域で生き甲斐を感じながら暮らしていくことです。その内容は、介護が必要な状態にならないために、心身の衰えを予防・回復し、元気に生きられる健康寿命をのばそうという取り組みです。

その３本柱が｢筋力向上｣｢口腔機能の向上｣｢低栄養の改善｣で、骨粗鬆症と診断された人にとっても、大いに利用できる制度です。というのも、運動器具を使ったトレーニングやバランス訓練などによる転倒防止が、「筋力向上」の主な内容ですし、残る２つの項目も、食事療法を効果的に行なう上で、大切になるからです。

ここでのキーワードが「地域包括支援センター」、略して「ほーかつ」です。いかにもお役所的な名称ですが、ここが介護保険の核となる重要な組織です。

やっているのは、つぎの３業務です。

1. 総合相談、支援事業、権利擁護事業（虐待防止や高齢者の権利擁護を含む）
2. 包括的・継続的ケアマネジメント（高齢者の状況に合わせた保健、福祉、医療など一連のサービス提供など）
3. 介護予防マネジメント（虚弱高齢者と要支援者への介護予防支援など）

つまりは、虚弱になってしまったり、入退院や要介護などの状態変化が起こりやすい高齢者を、地域性や状況が把握しやすい身近なところで様々なサポートをしようという組織です。

ですから、もしひとり暮らしをしている親が骨粗鬆症と診断されて、どう対処していいのか困ったときは、地域の「包括」に問い合わせてください。

ここには社会福祉士、保健師、看護師、主任ケアマネージャーなどの専門職員がいて、相談を受けると、お役所のようなタライまわしをせず、チームアプローチで完結型ワンストップで応えてくれます。

専門職のうち、骨粗鬆症と診断された人が、まず相談するのが看護師、または保健師です。介護予防ケアプランをたて、サービスの手配やサポート、介護保険の申請手続きの代行もしてくれます。

申請には医師の意見書が必要です。今後のことも考えると、近所で信頼できる「かかりつけ医」をみつけ、書いてもらいましょう。65歳以上なら１号被保険者ですから、誰でもどんな病状でも、市町村に住民票があるかぎり、自由に申請ができます。

そのあと市町村から委託された「訪問調査員」が自宅を訪ねてきます。不明な点や困っているところ、今後どうしたいと思っているかなどについて、詳しく話を聞き、市町村の「一次判定」にかけます。

その次に、医療福祉の専門家数名による「二次判定」が行なわれ、９種類（要支援１～２、要介護１～５、非該当、再調査）の介護判定がなされるというのが、おおよその流れです。

具体的な例を紹介します。

Ｔさんは81歳、大腿骨頭壊死で要介護２と判定され、二世帯住宅で娘夫婦、孫２人と同居しています。介護保険サービスは、週２回のリハビリ型短時間デイサービスと、福祉用具のレンタル。これまでに利用した福祉用具は、手すり（玄関、階段、浴室、トイレ）、電動ベッド、マットレス、サイドレール、歩行車、杖といったところです。主介護者は娘のＫさん。

Ｔさんは骨粗鬆症がひどく、要支援認定を受けた11年前ごろ、かかりつけの医師から、いずれ動けなくなるかもしれないと言われていました。実際、それから７年たったある日、足が痛くて動けなくなり、病院で診察してもらったところ、大腿骨の先端が壊死していたため、人工股関節に代える手術を受けました。２世帯住宅の１階部分がＴさんの住居スペースで、退院後、介護保険で電動ベッドと歩行車をレンタルしました。

最初は、家の中でも歩行車を使っていましたが、いまは外出時のみで、近所の散歩では杖を使うまでに回復しました。玄関には段差がありましたが、手すりをつけたため、ひとりで上り下りができるようになりました。転倒の怖さはよく理解していますから、外でも杖を使って、慎重に移動しています。

入浴はシャワーチェアに座って、シャンプーや体を洗う際には、娘さんが介助しています。人工股関節のため、床に直には座れないので、浴槽には入りませんが、将来は、浴槽に椅子をおきたいと思っています。浴室内暖房のおかげで、いまはシャワーだけで満足しています。

介護予防サービスと地域支援事業

介護予防は、自ら体を鍛え、身体機能が低下しないようにしながら、いきいきとした生活を続けていくことが目的です。たとえ要支援、要介護になっても、体力向上を目指し、できることを少しでもふやしていくよう努めることです。

要支援１～２の方が受けられるサービスが「介護予防サービス」です。ホームヘルプサービスなど自宅で受けるもの、施設に通って受けるもの（デイサービスとデイケア）、施設に短期間入所して受けるもの（ショートステイ）のほか、福祉用具のレンタルや住宅改修などがあります。

一方、各市町村で実施しているのが地域支援事業です。これは、いま自立して生活している高齢者が、要支援や要介護にならないことを目指して行なわれる「介護予防事業」を、主な内容にしています。

メニューとして、「生き生き教室」「はつらつ教室」などの名称で開かれる、転倒予防教室や、口腔機能や栄養に関する講習会、高齢者向けの体操やストレッチ、筋力トレーニングがあります。正しい知識を得るとともに、ひとりでは長続きしない体操やトレーニングを、教室に入って仲間と一緒にすることで、楽しみながら続けられれば、というわけです。

介護予防事業では、自分でできる食事療法も、エクササイズの方法も教えてくれます。ですから、介護予防プログラムに参加することは、効果のある転倒・骨折予防を目指すことになるわけです。

何度も繰り返しますが、65歳以上の日本人が要介護になる第3位の原因が「転倒・骨折」です。そして、骨折は骨粗鬆症のもっとも重大な合併症であるとともに、その治療は骨粗鬆症治療の主な目的なのです。

介護保険を利用

介護保険を利用できるのは、介護保険に加入している65歳以上の人ばかりではありません。加齢によって生じる病気として国が定めた「特定疾患」で、要介護状態になっていれば、40歳からでも利用することができます。その特定疾患のひとつが「骨折をともなう骨粗鬆症」です。

もし、家族が骨粗鬆症による骨折で介護が必要になったら、上手に介護保険制度を利用しましょう。離れて暮らしていればもちろんのこと、同居している場合でも、本人も快適で家族の負担も少ない介護生活が可能になります。

要介護状態とは、「身体上、または精神上の障害があるために、入浴、排泄、食事などの日常生活における基本的な動作の全部、または一部について、6カ月以上にわたり、継続して常時介護を要すると見込まれる状態」のことで、わかりやすく言えば、この先半年以上にわたり、誰かが介護しないと日常生活が立ちゆかないと予想されるとき、介護保険の利用を考えればいいということです。

介護保険を利用するときは、要支援のときと同じく、市町

コラム

ロコモーショントレーニング（ロコ・トレ）と要支援

ある整形外科医院の例です。その医院に関節の痛みを訴えて来院した人に介護保険を申請してもらうと、80％以上が要支援１か２になっていました。その人たちに半年間、いろいろなロコ・トレ（運動の章、参照）を継続してやってもらったところ、再申請で介護度が「維持・改善」したとされた割合は、80％に達していました。片足立ちを続けていると秒数がのびるように、ロコ・トレを継続すれば、転倒リスクを低減するとともに、介護予防効果も大きいのです。

要支援・要介護の認定

要支援１　日常生活の基本的な動作はひとりでできますが、食事の準備、買い物、洗濯、掃除などの日常動作に支援を必要とする場合など。

要支援２　要支援１の状態より道具を使う日常動作がやや低下した状態で、社会的支援や介護予防が必要な状態。

要介護１　排泄、入浴、衣服の着脱などに一部介助が必要で、歩行などの移動の動作に何らかの支えを必要となる部分介助的な介護が必要な状態。

要介護２　食事や排泄に介助が必要なことがあり、身の回りの世話全般に介助が必要な状態。

要介護３　排泄、入浴、衣服の着脱などに全介助が必要となり、ほぼ全面的な介護が必要となった状態。

要介護４　介護なしには日常生活を営むことが困難。排泄、入浴、衣服の着脱など全般について全面的な介助が必要で、問題行動や全般的な理解の低下がみられることもある。

要介護５　介護なしに日常生活を営むことがほぼ不可能で、生活全般にわたって、全面的な介助が必要な状態。

村の窓口で要介護認定の申請をします。

要介護状態と認定されると、要介護度も通知されます。段階に応じて、支給限度額が決められ、その金額の範囲内で受けたサービスは、その費用の9割が介護保険でまかなわれ、自己負担は1割という仕組みです。支給限度額の枠外で利用できるサービスもありますが、限度額をこえたサービスは10割負担になります。

医師、歯科医、薬剤師が自宅を訪問して、療養上の管理や指導を行なう「居宅療養管理指導」は1カ月の利用回数の範囲内なら1割負担で利用できます。また、年間10万円までなら、福祉用具を販売額の1割で買うことができる「特定福祉用具販売」もあります。

骨粗鬆症の人にとって、介護生活中の骨折予防は大きな課題です。それに役立つような介護サービスをバランスよく利用しましょう。

リエゾンサービス

骨粗鬆症は治療などの面で、ほかの病気にはない、さまざまな特徴をもった疾患です。

まず、いまだに診断や治療が不充分だということ、検診の率もきわめて低く、治療を始めても途中でやめてしまう患者がかなり多いというのも骨粗鬆症の特徴です。

しかし、もっともいけないことは、骨粗鬆症独特の脆弱性骨折のあと、骨粗鬆症治療が充分に行なわれていないことではないでしょうか。

どうしたらそんな患者が治療の場に来てもらえるのか、必要な骨粗鬆症検診をどう普及させていけばいいのか、そして、ほかの病気で受診している医療機関で、骨粗鬆症が見逃されている現状をどのように打破していけばいいのでしょうか。しかも、いったん治療が始まると、リハビリや介護など１つの医療機関では対応しきれない場面が次々にでてくるのも骨粗鬆症治療の特徴なのです。

そのような難問を解決する手段として、いま注目を集めているのがＯＬＳと略される「骨粗鬆症リエゾンサービス」です。(日本骨粗鬆症学会では「骨粗鬆症診療支援サービス」と呼んでいます)。

リエゾンとは、「連携する」という意味で、リエゾンサービスを一言でいってしまえば、骨粗鬆症を少しでも減らし、骨折予防、転倒予防、要介護者の軽減につなげるため、病院やそれぞれの地域で活動する骨粗鬆症コーディネーターを育成しようという趣旨で作られた機関、ということになります。

すでに、90年代後半の英国を皮切りに、豪州やカナダなどイギリス圏で、このサービスが実施され、理学療法士、作業療法士、看護師、薬剤師、介護福祉士など多職種連携による骨折予防を進めるコーディネーターの活動で、骨折発生率が低下し、医療費の軽減につながっています。

キーワードは「多職種で連携」であり、その目的は脆弱性骨折を予防することです。ですから地域の在宅高齢者の初回の骨折を防ぐための評価（次頁のFRAXなど）をするのと同時に、骨折を治療した医療機関で、つぎの骨折を繰り返さないために、適切な治療継続の指導や生活指導を行ないます。

地域のクリニックでは、骨粗鬆症の診断と治療、骨折への対応が必要で、病院と地域との橋渡しにも重要な役割を担っています。

病院では、急性期の骨折患者への対応、骨折治療後の適切な骨粗鬆症治療の開始、退院後の治療継続のマネージメントが主な役割ですから、医師や看護師だけでなく、さまざまな医療関係の職種の人たちをフル動員し、骨粗鬆症の治療にあたります。

■多職種の対応

日本でも、骨粗鬆症による骨折、とくに大腿骨近位部骨折の発生率が、最近とみに増えてきました。高齢者の骨折予防を効果的に実践していくためには、職種間の隔たりをなくし、医療関係に携わるすべての人たちが、骨粗鬆症の予防と治療に参加しなくてはなりません。

寝たきりの原因にもっともなりやすいのが、１度目の骨折をきっかけに起こる２回目、３回目の骨折、いわゆる「ドミノ骨折」です。つまり、骨粗鬆症による最初の手首や腕の付け根の骨折を起こしてしまっていたら、骨折の治療だけするのではなく、骨粗鬆症そのものの治療を受けるように奨めて、「ドミノ骨折」を阻止しなくてはならないということです。

また、高齢者にみずから身体を動かしてもらうことや、その家族には、骨折後の安静治療の誤解を解くこと（おとなしく寝ているのではなく、一刻も早く離床し、リハビリをすることが重要）さらに適切な運動指導や生活指導は、寝たきりや引きこもりを予防し、骨や関節、筋肉という運動器にメカニカルストレスが日常的に加えられることで、結果として骨の強化につながります。

ですから、最初の骨折治療に関わった医療機関のリエゾンサービス担当者は、まず骨粗鬆症治療の重要性を患者に話し、かかりつけ医に治療依頼状を送付すること、すなわち治療の継続についての情報を共有する地域連携をめざし、実施することが必要となります。

とくに、かかりつけ医、看護師、ほかの医療関連職種の人たちでは、FRAX（WHO が作成した骨折リスクの評価をするもので、骨密度の測定なしで 10 年間の骨折確率を計算できる）を利用した、スクリーニングの実施や服薬コンプライアンス（治療薬を規則正しく服用しているかどうか）向上のため、患者に電話をかけるなど、治療への積極的働きかけやその実態を把握することが大切です。実際英国でいちばん効果的だったのは、看護師が３カ月ごとに、患者に電話をかけたり、手紙を送ったりして、注意を喚起し続けたことだと言われています。

同時に、患者の家族との健康相談を通じての関わりが、初めての骨折患者の骨粗鬆症治療率の増加や再骨折予防につながることから、ひとりの患者の治療経過に、各種医療従事者が連携して関わりを持つことが重要になります。かかりつけ医である医師の他、看護師、薬剤師、さらに介護保険サービスとの連携、運動器リハビリテーションの専門家である理学療法士・作業療法士が、その実践者になります。

骨粗鬆症学会では、骨粗鬆症のこのような診療支援サービスに関わっている人たちを対象にしたレクチャーコースを開催し、2014年秋には、日本骨粗鬆症学会による資格認定試験を実施し、600人の「骨粗鬆症マネージャー」が誕生しました。

■骨粗鬆症マネージャーの役割

日本人女性の最大骨量獲得（ピーク・ボーン・マス）は18歳と言われています。つまり、より多くの最大骨量をこの時点で獲得していれば、後年になって骨密度が低下しても、骨折が起こりにくくなるでしょう。

ですから、骨粗鬆症を予防するためには、18歳以前の女性にカルシウムの摂取を促したり、過激なダイエットの危険性を訴えたり、骨に荷重をかける運動を励行させるなどのプログラムを組み、主に学校でのレクチャーと実践が、骨粗鬆症マネージャーに課せられた任務です。

また、中高年には、地域の市民講座などで、骨量を維持するため、適正な体重の維持と低BMIにならないような栄養や運動を指導すること、高齢者には、転倒予防教室などで、転倒を予防するための運動の推奨や、ビタミンＤの摂取の促進、つまずきやすいところを改善する大切さの啓発が必要です。

その一方で、骨粗鬆症患者を早期発見するために検診率の向上を図らなくてはなりません。市町村の「節目検診」の受診者が4.4％しかない現状は、啓発や広報の不足を嘆いている状況ではないことを端的に表わしています。骨粗鬆症検診率が高い都道府県は要介護率が低いというデータをみるにつけ、これらを担う骨粗鬆症マネージャーへの期待は高まっています。

さらに、骨粗鬆症の薬物治療では、治療開始後１年で45％が処方通りの服用ができておらず、５年以内では52％が脱落しているという、きわめて憂慮すべき状況が報告されています。これは、従来の治療現場が、骨粗鬆症という病気に対応しきれていない何よりの証拠です。深刻な大腿骨近位部骨折を起こした患者さんでも、１年後に骨粗鬆症薬を投与されている割合は、わずか19％に満たないのです。

いま日本の医療は、包括医療制度のため、クリニックや大規模市中病院、大学病院などの役割分担がなされてしまい、余分なこと、つまり急性期に対応する病院やリハビリテーション施設で、新たな薬物治療を始めることが、経済的にも難しくなってしまいました。だからこそ、骨粗鬆症マネージャーを中核とする「リエゾンサービス」で、地域･社会での「病診連携」や「病病連携」を図ることが、骨粗鬆症患者の骨折をひとりでも予防する上で不可欠なのです。

■医療機関でも

医療機関でも、治療継続率を上げるために、さまざまな試みが始まっています。いま注目を集めているのは、熊本県のあるクリニックの事例です。

骨粗鬆症患者の1回目の骨折後の治療が、あまりなされていないと学会で言われるので、院長は自分のクリニックにかかった骨折患者のその後の経過を調べてみました。するとたしかに、治療が行なわれていたのは約33%しかなく、とくに手首を骨折した患者では、骨折が治ったあと、9割以上の人が来院していませんでした。

愕然とした院長は、治療のやり方を根本的に変えました。

まず、待合室には骨粗鬆症の危険性や、骨折の怖さについて書かれたポスターを貼りました。また職員全員に骨粗鬆症のなりやすさがわかるFOSTAスコア（第4章）の講習を行なって高リスクの人に気づくようにし、院内にFRAX計算機（後述）も設置して、患者が気軽に骨折リスクの自己評価ができるようにしました。

さらに疾病にかかわらず、院長が診察した50歳以上の患者には、以前に骨折をしたかどうかを聞くとともに、背が低くなったり、腰が曲がってきた兆候がないか、積極的に尋ねるようにしたのです。

改革は骨折で来院した患者さんにも及びました。治療の初めには、X線写真や骨密度測定、骨代謝マーカー測定で骨粗鬆症の評価をし、骨折の予防に骨粗鬆症のクスリがよく効くことを話しました。そして、骨折の治療中に薬物治療が始められるようにし、手術が必要だった患者さんには、退院後もひきつづき受診してもらいたい旨を、その理由とともに説明しました。

また、骨代謝マーカーの測定は３カ月ごとに行ない、効果を判定したあと、必要ならクスリを変更するようにしました。X線写真と骨密度検査は６カ月ごとに行ない、新たな骨折の有無は、骨密度の変化でみるようにしました。というのも、これまでの経験で、多くの患者さんがクスリをのむのをやめるのは、開始後すぐと３カ月後とわかっていたからです。ですから３カ月ごとに検査・判定をすることで、なぜクスリをのまなくてはいけないのかという理由を、患者に再確認してもらっていたのです。

もちろん、治療に際しては、２年間の診察、検査、すべてを含めた治療計画表（クリニカルパス）を患者に渡して、その表を医師ともども確認することで、患者にも治療に参加してもらうようにしました。クスリについては、とくに起こりやすい副作用が起こっていないかどうか、患者からかならず聞き取りをしました。

そして３年後、同じような調査をしたのです。

すると、骨粗鬆症の病名がついた症例が350例からほぼ５割増の560例にふえたのに対し、治療していない患者の比率は27%から14%と、半減しました。

とくに骨粗鬆症治療薬のなかで、もっとも治療継続が危惧されているテリパラチドの自己注射剤では、開始早期、維持期、治療全体を把握できる２年間の計画表という３つのチェック表をつくり、どのように自分で注射すればいいか、DVDなどを使い、治療開始期にメディカルスタッフが１対１で指導した結果、１人をのぞいて、ほとんどの人が治療を継続したばかりか、自己注射に対する不安がなくなったと好評だったのです。

このクリニックの活動は、大いに取り入れるべきものがあります。

治療継続率を上げ、ひとりでも多くの骨粗鬆症患者を治療するためには、あらゆる施設で、その施設に合ったシステムと工夫が必要です。その実現に「骨粗鬆症マネージャー」が果たす役割が大きいことは言うまでもありません。

さらに、ひとつの施設では限界がありますから、ほかの医療機関などと連携をとり、地域の「骨粗鬆症治療ネットワーク」をつくりあげる必要があります。

看護師、臨床検査技師、理学療法士など、さまざまな職種の人たちが「骨粗鬆症マネージャー」になっています。職種ごとにできることも違えば、目が届く範囲も違います。でも、それがいちばんいいのではないでしょうか。

少なくとも、今後「骨粗鬆症マネージャー」の存在が、ますます重要になることは、間違いありません。

第４章

あらためて骨粗鬆症の診断基準と検査について

——骨粗鬆症を早く発見するために

診断基準

骨粗鬆症は、病気の進行とともに、骨（骨量）が減って、骨の内部がスカスカになり、骨折しやすくなっていきます。そんな骨粗鬆症が病気とされたのは、90年代になって、世界的に大きく病気の概念が変わったからでした。

それまでは脳卒中や心筋梗塞のように、はっきりした症状があって、放置していれば命に関わるようなものが「病気」でした。しかし、そんな病気をいくら懸命に治療しても、病院を訪れる患者さんの数はいっこうに減りません。

医師たちが注目したのは、脳卒中や心筋梗塞を起こす前に、患者さんたちには血圧やコレステロール値が高かったり、肥満だったりという症状が、必ずあるということです。患者数を確実に減らすには、そんな、症状が出る前の危険な状態も「病気」と考え、積極的に治療していかなくてはならないのではないか……難しく言うと、「予防的治療の重要性」が世界的に認知され、早期発見と早期治療が何より重要だというコンセンサスが得られました。

骨粗鬆症も、まさにそんな危険領域にあることを示す病名です。

■危険領域とは

たとえば、多くの人が毎日自宅で測って、一喜一憂している血圧は、収縮期血圧（上の血圧値）が130以下を正常、

139〜130が正常高値高血圧、159〜140がⅠ度高血圧、179〜160がⅡ度高血圧、180以上をⅢ度高血圧と分類しています。30〜64歳という壮年期の人では、血圧が高くなるほど心臓など循環器関連の死亡率がふえ、180以上になると120未満の18倍にもなることがわかっています。

では、同じような分類を骨粗鬆症でするとしたら、どんな数値を根拠にすればいいのでしょう。

すぐ思いつくのは、骨折の危険性であり、その根拠となるのが骨量の数値です。

しかし、長年、骨折した患者を治療してきた医師は、経験的な事実として、単純に骨の量が多いとか少ないという数字だけでは、病気と判断できないのではないかという感覚をもっていました。

実際、骨の量が減っただけでは、何の症状も起きません。それだけでなく、同じように骨量が減って薄くなった背骨の人でも、骨折する人もいれば、しない人もいます。問題は、骨折する人はほかのところもよく骨折するのに、骨折しない人は、骨量が低いまま、なんとか暮らしていることです。つまり、すでに骨折を起こしているかどうかが重要で、それを「病気」と判断する根拠にすればいいのではないか、と考えたのです。

ただ、これは予防的治療の原則に照らしても、ちょっと変な話です。骨折の危険性を判断する根拠が、すでに骨折しているかどうかというのでは、骨折の危険性を完全に予防することができません。さまざま論議の結果、骨量が20代をピークに、加齢とともに減少していくのは事実ですから、その減っていく骨量の数値のどこかに、骨が折れやすくなる境目（閾値《いきち》）があるにちがいない、それを見つけて、線を引くことが重要だということになりました。

そこで、WHOが中心となり、3000人以上を対象にして1985～6年から10年間にわたる大規模な調査が行なわれ、その閾値を見つけるべく、骨の量と骨折との関係が調べられたのです。

その結果、たしかに骨の量がある一定の値以下になると、骨折する人の割合が急に増えることがわかりました。具体的にいうと、20代の骨量を100として、その70％くらいに減ったところから、骨折が増えてきます。そして、骨量の少ない4分の1に属する人たちは、多いほうの4分の1に属する人たちにくらべると、約10倍も骨折の頻度が高かったのです。

日本でも、骨代謝学会が中心となって、同様な調査を実施した結果、WHOの報告とほぼ同じ値となりました。そこで、整形外科医の臨床経験も加味しながら、骨折予防に役立つ骨粗鬆症の最初の「診断基準」をつくったのです。1995年のことでした。1994年にWHOが決めた骨粗鬆症の基準では、標準偏差が使われていて、そのＳＤという単位がわかりにくいと不評だったため、日本が決めた基準には「％」が使われています。

■ダブル・スタンダード

WHO の報告を受けてつくった日本の骨粗鬆症診断基準は、骨量と骨折の存在という２つの指標が中心です。

まず骨量が減ったら折れやすくなるのは事実と認め、若い人の 70% より骨量が少なければ骨粗鬆症と診断しよう。しかし、それ以上の骨量があっても、すでに脊椎などに脆弱性の骨折がみられる人も骨粗鬆症と診断しよう、というものでした。骨量は減っているものの骨折がない人も、骨量は充分だけれど脊椎に１個以上の骨折のある人も、どちらも「骨粗鬆症」と診断する、というわけです。

そして、この診断基準がほんとうに正しいかどうか、国内で 4000 人以上を対象に３～４年かけて検証し、この診断基準の合理性を実証した上で、2000 年版の改訂診断基準が作られ、その後も 2006 年、2012 年と診断基準を改定しましたが、２つの指標で診断することについてはまったく変わっていません。

まず、低骨量が原因で、つまずくとか、くしゃみという、ふつうなら骨折を起こさない程度の軽微な外力によって生じた「脆弱性骨折」があるかどうかを診断します。その結果、大腿骨や脊椎の骨折が認められれば、その場で「骨粗鬆症」と診断します。そのほかの部位の脆弱性骨折があったときには、骨塩量が若い人（YAM,Young Adult Mean）の 80％未満に減っていたら「骨粗鬆症」と診断します。

一方、骨折がみられなかったときには、「骨塩量」を測定し、その値で「骨粗鬆症」とか、骨粗鬆症予備軍である「骨量減少」、あるいは「正常」という三段階の診断を下します。(同じような骨量低下を示す骨粗鬆症以外の疾患や続発性骨粗鬆症でない場合)

つまり、

・**正　常**　骨塩量がYAMの80%以上あり、骨折がみられないもの。

・**骨量減少**　骨塩量がYAMの70%以上〜80%未満のもの。

・**骨粗鬆症**　骨塩量がYAMの70%未満のもの

という3つの群に診断する、というのが現行の骨粗鬆症の診断基準です。

■危険なドミノ倒し

診断基準が決まってから、内外の膨大な調査によって、骨量と骨折の詳しい関わりが、さらに明らかになりました。

骨折がなくて骨量の低い「骨量減少」と診断された人のうち、新しく骨折を起こした人は年間に1〜2%でした。この数字、少ないと思われがちですが、そんなことはありません。1年1%が10年つづくと10%、20年つづくと20%になります。つまり、1年1〜2%という数字は、骨量が低かった55歳の人が65歳になるまでに10人に1人、75歳になるまでに5人に1人が骨折する、という意味の数字なのです。

さらに怖いのは、診断時すでに1個の骨折が認められた人は、つぎの1年間で、4〜5%も新しい骨折を起こしていたこ

コラム

骨塩って何？

＊骨塩、骨量、骨密度　骨塩（量）も骨量も骨密度も、骨に含まれるカルシウムやリンなどのミネラル分のことをさす言葉です。骨は主としてコラーゲンからなる骨基質と骨塩（リン酸とカルシウムが結合したハイドロキシアパタイト）でできていて、骨の強度の８割は骨塩量に基づくといわれています。ちなみに英語では、骨量は bone mass、骨塩量は bone mineral conntent、骨密度は bone density とか bone mineral density といいます。

＊大腿骨近位部骨折　足の付け根の、大腿骨が股関節につながるところです。そのうち、頸部と転子部を大腿骨近位部といい、股関節から「く」の字に曲がったかたちでつながっているため、転倒したりすると、骨折を招きやすいところです。

＊脆弱性骨折　とくに骨折しやすい場所は、脊椎、大腿骨近位部（股の付け根）、橈骨遠位端（手首）のほか、肋骨、骨盤（恥骨、坐骨、仙骨を含む）、上腕骨近位部、下腿骨があります。

＊若い人の骨量（YAM・ヤング・アダルト・ミーン）腰椎は 20 ～ 44 歳、大腿骨は 20 ～ 29 歳の日本人男女の人間ドックや健康診断などの DXA 検査（後述）の結果を集めたものです。場所によって、年齢が違うのは、大腿骨は腰椎にくらべると、20 代以降の骨密度減少率が高いためです。

とです。これは10年で２人に１人、20年たつとほぼ全員が２度目の骨折を起こすということですから、骨折が認められた低骨量の人は、骨折をした翌日から、つぎの骨折の危険性が５倍にも高まっているわけです。

実際に欧米で、2000人以上の骨粗鬆症の患者の、脊椎に骨折が生じてから１年間の骨折発生率を調べた結果では、脊椎骨折１個の方は11%、２個以上では24%も、新たな骨折を起こしていました。骨折をしていない人は年間３%でしたから、１個の人は約４倍、２個以上の人は８倍もの危険性があるのです。

日本でも、おなじような研究があります。大腿骨近位部骨折を初めて起こした2300人以上の人を、骨折してから１年間にわたって追跡調査した結果、一度、大腿骨近位部骨折を起こした人は、そうでない人よりも、骨折後１年間で再び大腿骨近位部骨折を起こす危険性が４倍も高いことがわかったのです。

いかに最初の骨折を予防することが重要か、おわかりになるでしょう。ドミノ倒しのように、骨が折れた人たちは、その後も骨折を繰り返してどんどん悪くなっていきます。背中が曲がったり、身長が縮んだりする骨粗鬆症の予防は、最初の骨折をいかに防ぐかが鍵なのです。

そして、それは可能です。自分の骨の弱さを自覚しながら、骨折を起こさないような食事や生活の仕方を心がければいいのです。

脊椎に１個でも骨折があれば完全に病気（骨粗鬆症）ですが、骨の量が減って、骨折の危険性が高くなった人たちも、病気の一種と考えて、食事などの指導を受けたり、治療を始めたほうが賢明です。そして、もっとも大切なのは、正確な自分の「骨量」（骨密度）を知るための検査などを定期的に受けることです。

脆弱性骨折でいちばん多い脊椎の骨折は、痛みが伴うものばかりではありません。もっとも多いパターンは、あまり強い痛みがないまま、数年たつと、背中が曲がって身長が縮んでくるということですから、自覚症状に頼ることなく、機会があるごとに定期的な健康診断を受け、自分の骨の状態を知っておくことが大切なのです。

診察は問診から

いろいろな疫学調査で、先に上げたような骨粗鬆症の危険因子がわかっています。診察に来た患者が、いったいどれだけその危険因子をもっているのか、骨折しやすい群に該当するのかどうかを訊くのが「問診」で、どんなに検査機器が発達しようと、診察はこの問診から始まります。

いったい診察室でどんな質問がされ、いったい医師はその質問で何を知りたいのでしょうか。よく聞かれるいくつかの質問で考えてみましょう。

- いままで事故や怪我以外で骨折したことはありますか、あったとしたら、それはどこですか。
  →ふつうの骨折と脆弱性骨折を分け、脆弱性骨折の有無を知りたい。
- 20歳のころとくらべて、背は低くなりましたか。
  →椎体骨折や椎間板がせまくなっているかどうかを知りたい。
- 最近、転びやすくなってはいませんか。
  →転倒リスクが高まっているかどうかを知りたい。
- 体重は何キロですか？　最近やせてきましたか。
  →骨粗鬆症のリスク要因の一つである「やせ」（後述）かどうかを知りたい。
- あなたのお母さんやおばあさんが骨折したことがありますか。
  →おなじく重要なリスク因子である家族歴を知りたい。
- いままで大きな病気や手術をしましたか、糖尿病やリウマチなどを患っていませんか。
  →骨折と、ほかの病気に関係があることを多くの患者は知りませんから、具体的に聞いていきます。
- いまずっとのんでいるクスリはありますか、以前にステロイドを使ったことがありますか。
  →クスリが原因の骨粗鬆症もあるし、治療のためのクスリと合わないものもあります。過去のことも聞いておくのがポイントです。

・お酒やタバコは、どれくらいの量ですか。

→喫煙、飲酒は問診で確認していくのがふつうです。

・今まで骨粗鬆症のクスリを服用したことはありますか。

→途中でのむのをやめる患者さんはきわめて多いので、治療歴も知りたい。

この問診で、以下の検査のうち、どの数値を重要視するのか、どこをとくに診るのかを決定します。

検査

病院の検査室には、よく高齢者の付き添いで、娘さんと思われる40代の女性が、いっしょに順番を待っています。そんな姿を見かけるたびに、心の中で、あなたも検査をお受けになったほうがいいのにと、多くの医師はつい呟いてしまいます。

そうなのです。女性では、骨量が減り始める40歳くらいから定期的に検査を受けることをお奨めします。それ以前の若い世代でも、早めに検査を受ければ、骨粗鬆症の予防だけでなく、健康管理に大いに役立ちますから、積極的に受けてください。

骨量検査は、整形外科、婦人科、内科などで受けることができます。多くの自治体が行なっている40～70歳の女性対象の５年ごとの「節目検診」にも骨粗鬆症の検査が取り入れられていますので、市町村窓口や保健センターに問い合わせてください（ただ、検査の内容や使う機器は自治体によって違っています）。

骨粗鬆症かどうかの診断のための検査には、

- 骨密度の検査
- レントゲン検査
- 身長測定
- 血液や尿の検査

などがあります。

診断基準にもあるように、レントゲン撮影で脊椎の骨折が確認されれば、それだけで骨粗鬆症と診断されます。また、骨密度の測定で、低骨量と診断された患者については、続発性骨粗鬆症といわれる、副甲状腺機能亢進症やリウマチなど、ほかの病気で骨量が減っているのではないことを確認した上で、いわゆる骨粗鬆症（原発性骨粗鬆症）と診断するというのが順序です。

骨粗鬆症かどうかの診断のための検査が、身長測定、骨密度検査、レントゲン検査で、そのあと患者ごとの現状分析と正確な状態把握が必要ですから、血液や尿のなかの骨代謝マーカーを測り、治療の結果を知ったり、骨の代謝の具合をみて、将来の予測をたてるというのが、検査のおおざっぱな道筋になります。

■身長測定

身長測定では、25 歳のときの身長とくらべて、どのくらい低くなっているかをみます。椎体の骨折があるかどうかの傍証にもなる検査で、１年間に１㎝以上縮んでいたり、25歳のときより３㎝以上低くなっていたら、黄色信号が点滅します。

■骨密度検査

骨量、骨密度を測定する検査法には、二重エックス線吸収法といわれるDXA《デキサ》法（DEXAとも書きます）や超音波法、日本が開発した古典的なＭＤ法、ＣＴを使う方法などがあり、それぞれ測定原理や精度、測定時間、測定部位などが違います。

骨には緻密で硬い皮質骨と空間に富んだ海綿骨があって、どちらもさまざまな要因で変化していきますが、その様子は、少し違っています。

私たちの骨格の80%は皮質骨でできていますが、表面積でいうと、海綿骨が皮質骨の８倍もあって、リモデリングという骨代謝もより活発なため、海綿骨が豊富な扁平骨や長管骨の末端に、骨の変化はよく現われます。ですから、閉経を契機に現われる女性の骨の急激な変化は、海綿骨が豊富なところを測定したほうがとらえやすいのです。一方、皮質骨の変化は主として加齢によって出てきますから、骨粗鬆化が進んだ高齢者では、皮質骨の骨量を測定したほうがいいということになります。

1. DXA法（dual-energy X-ray absorptiometry）

骨密度の検査で、いまもっとも正確とされ、世界の診断基準に使われているのが、このDXA法という精密検査です。開発されたのは80年代の終わりのアメリカで、レントゲン線のピークを二つにする技術の発明で、骨や軟骨などを鮮明に映し出すことができるようになったのです。

原理は、電圧を変えた強弱2種類のX線を使って、骨の断面1㎝²あたりのエックス線吸収量をもとに骨塩量を積算するという方法で、データの蓄積量が圧倒的に多く、もっとも信頼性があります。この機器の普及で、骨粗鬆症の早期発見のめどがたったといわれるほど優れた装置で、全身どこの骨でも正しいカルシウム量が測れることも特徴のひとつです。最近では筋肉量や脂肪量も正確に測定できることから、体脂肪計などにも応用されています。

特徴は、早く（全身で7～8分、腰椎なら3分程度）て正確、かつ安全に骨密度が測れることです。X線を使うといっても、私たちが自然にうけている放射線の何分の一という量ですから安全です。（ただ妊娠している方、その可能性のある方は受けられません）、

ベッド並の大きさで、そこに横たわって測定する軀幹骨用と、小型で持ち運びができる末梢骨用があり、軀幹骨用では腰椎、大腿骨、全身骨、前腕骨、踵骨（かかと）が、末梢骨用では前腕骨を測定します。日本人の平均値が組み込まれていますから、骨塩量だけでなく、自分の骨量がどのあたりに

コラム

続発性骨粗鬆症

病気やクスリ、栄養障害などが原因で起こる、原因のはっきりしている骨粗鬆症です。原因となる病気には、副甲状腺機能亢進症やクッシング症候群などの内分泌系の病気や糖尿病、関節リウマチ、慢性腎臓病などがあります。病気の治療に使うステロイド剤やワーファリンが原因になったり、アルコールの飲み過ぎや胃切除、悪性腫瘍に対する化学療法が原因になることもあります。いまとくに注目されているのが、糖尿病や慢性腎臓病（CKD）、動脈硬化、慢性閉塞性肺疾患（COPD）が原因の生活習慣病関連骨粗鬆症で、骨密度が正常に保たれているのに、骨折を起こしやすいのが特徴です。

内分泌性…副甲状腺機能亢進症、クッシング症候群など。

栄養性…ビタミンＡやＤの過剰、摂食障害など。

クスリ…ステロイド剤、ヘパリン、ワーファリンなどの服用。

先天性…マルファン症候群、骨形成不全症。

不動性…安静、寝たきり、宇宙旅行。

その他…関節リウマチ、糖尿病、肝疾患、腎疾患、慢性アルコール中毒。

DXA 法の検査をうけるとき

健康診断の時のような食事制限や水分摂取の禁止などはありません。検査当日はボタンや金具の少ない服装で行くこと。検査着に着替えるところもあるでしょう。同じ理由で、湿布や使い捨てカイロもはずしてください。また、胃腸のバリウム検査、血管などの造影検査、アイソトープの検査のすぐあとでは正しい測定ができません。

検査中は検査台が上下左右に動きます。体を動かすと危険ですし、測定にも支障が出ます。体を動かさないこと、そしてふだんどおりの息づかいで、なるべくリラックスして、検査を受けてください。

あるかも、一目でわかります。

器機によっては、あなたの骨は何歳ですなどというおせっかいな表示がでることもありますが、気にしないでください。心理的に患者さんの受けるショックが大きいだけでなく、同じ年齢の人でも骨量の多い少ないがありますから、単純な年齢別の平均値でくらべるのは、まったく意味がないからです。

最新型のDXAでは、患者さんは動くことなく、腰椎側面と大腿骨が一挙に測定でき、被曝量の軽減と測定時間の短縮が実現したほか、骨量、脂肪量、軟部組織量の、場所ごとの構成比がわかります。骨粗鬆症の精密検査や、骨量の微妙な変化が必要となる治療効果のモニタリングには必須な器機ですが、X線防御の必要から、設置機関がまだ限られているのが現状です。

骨粗鬆症の診断基準となる骨量値は、腰椎の数値を使います。腰椎は海綿骨を多く含むとともに、骨折がもっとも危惧される脊椎骨の骨量を代表するからで、骨量低下が始まる閉経前後では、腰椎の測定が第一選択になります。

また、骨粗鬆症に伴う骨折の中で、もっとも重要で経過がわるく、その予防が重大な課題となっている大腿骨も、日本では欧米にくらべてDXA法で測定されることが少ないといわれていて、これからぜひ増やさなくてはならない測定部位です。とくに脊椎の圧迫骨折がある高齢者には、大腿骨骨折を予知するためにも、大腿骨の骨量測定を優先したほうがいいと思われます。

■骨の検査法

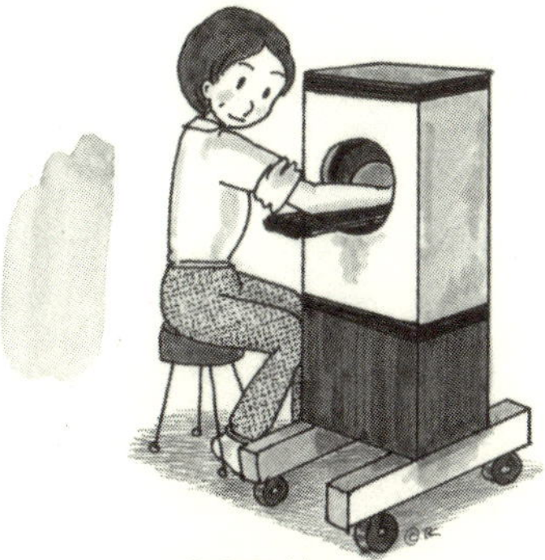

QCT 法

X線を用いたCTスキャンと同様の器機。皮質骨と海綿骨に分けて骨密度の測定が可能。

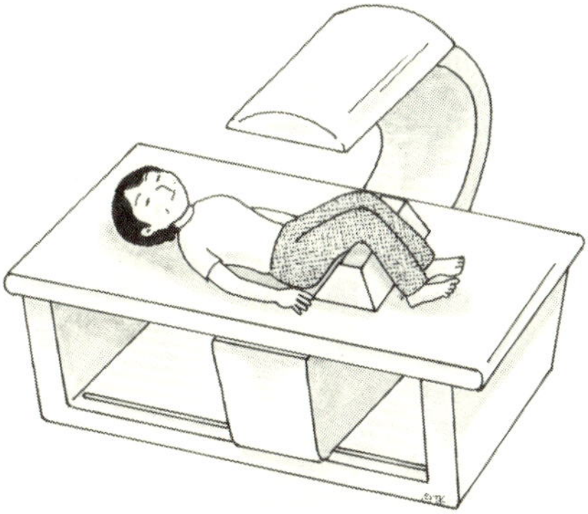

DXA 法

ごく微量のX線を使い、全身の骨の骨量が測定できる。精密検査はこれで行なう。

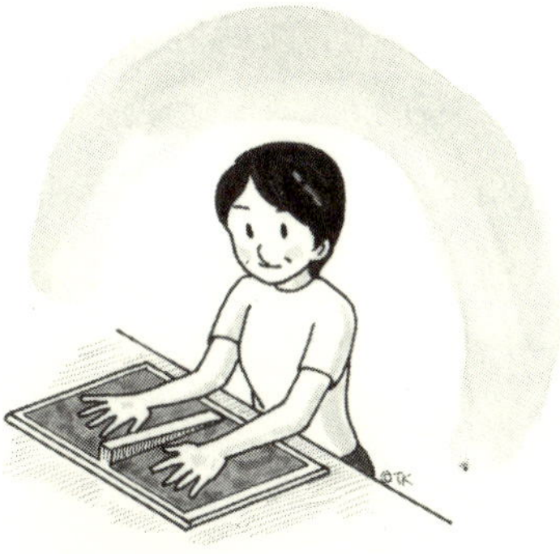

MD 法

アルミニウムの基準器といっしょに手を測定する。

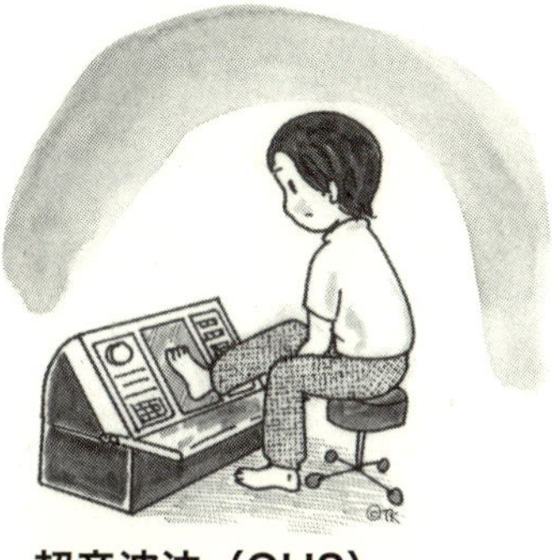

超音波法（QUS）

X線を使わず安全なため、検診や人間ドッグなどで利用される。

一方、簡便な前腕骨の測定は、そこから解析される手首の骨量そのものではなく、その骨量値から腰椎や大腿骨の骨量を予測することが目的です。予測はあくまでも予測であり、当然、限界のあることは覚えておいてください。

さらに、骨量測定は年に1回の測定をずっと継続していくことに、大きな意味があります。そのためにも、どこの部位で測定したかという記載が必要で、測定のときには、自分でもメモをつけておくと、後々助かります。

2. 超音波法（QUS法　Quantitative Ultrasound）

骨量の測定法として従来から行なわれ、現在もっとも普及している方法です。骨のカルシウムではなく、測定機器にのせたかかとの骨に超音波をあてて、伝わる早さ（SOS）や音の弱まる程度（BUA）から骨量を出し、骨の強さをみる方法です。SOSは骨密度、BUAは骨の硬度や骨梁の構造を反映し、この両者から算出した踵骨のSteffnessという数値は米国FDA(アメリカ食品医薬品局)が認めた唯一の超音波骨密度指標として世界標準となっています。

普及している理由は、装置が比較的安価なこと、小型軽量で移動が可能なこと、測定時間が1分程度と短いこと、そしてX線の被曝がないので、設置場所や被験者の制限が少ないからです。繰り返し測定しなくてはいけない人や、妊娠している女性や子どもも安心して受けることができるのも優れた点です。

欠点としては、いま医学界でもっとも重視される科学的エビデンスが充分でなく、医療分野では信頼度が低いことが挙げられます。

しかし、将来はまた違うところにスポットがあたるかもしれません。というのも、この検査で骨の構造や骨質の評価ができるのではないかという期待があるからです。骨強度は骨量で80％規定されますが、骨折に関わっているのはそれだけではなく、最近では骨梁などの内部構造や、骨質も重要だという認識が高まっていて、超音波検査でそれがわかるだろうと言われているのです。

3. MD法（Micro　densitometry）

人差し指（第２中手指）の横に、高さを違えたアルミニウム板（骨量ファントムといいます）を置いてレントゲン写真を撮り、骨とアルミニウムの陰影濃度を、コンピュータに読み取らせて、骨密度を割り出す方法です。CXD法とDIP法があります。骨折リスクがある程度予測できること、体幹部へのＸ線の被曝がないこと、撮影時間が短時間ですむのでスクリーニングなど多数の検査に向いているという利点はありますが、撮影するところは皮質骨が優位な部位ですから、早期段階の骨密度減少をとらえることは難しく、最近はあまり行なわれなくなりました。ただ80年代の骨粗鬆症治療には欠くことのできなかった機器であり、治療薬の評価方法にも大いに使われた日本発の検査法でした。

4. QCT法（quantitated computed tomography）

Ｘ線ＣＴ装置を使って、骨密度を求める方法が、定量的ＣＴ法（QCT法）です。特徴は海綿骨と皮質骨を分けて測ることができることで、全身Ｘ線ＣＴ装置を使えば、胸椎や腰椎の測定ができます。装置が大掛かりなこと、Ｘ線制限区域に

骨量測定法の特徴

方　法	測定部位	原　理	検査時間	測定精度
二重エックス線吸収法（DXA） 躯幹骨 DXA 末梢骨 DXA	 腰椎 大腿骨 全身骨 橈骨 踵骨	 X線ビーム	 5〜10分	 1〜3％
RA（MD）	第二中手骨	X線写真	5〜10分	1〜2％
定量的CT測定法 QCT pQCT	 腰椎 橈骨（脛骨）	 X線CT	 10分 5〜20分	 2〜4％ 2〜4％
定量的超音波測定法 QUS	踵骨 （脛骨／指骨）	超音波	1〜10分	3〜4％

置かなくてはならないこと、DXA法とくらべて被曝量が高いことが問題です。

そこで、末梢骨専用のpQCT（peripheral QCT）が登場しました。これは橈骨の海綿骨の骨密度を低被曝量で簡単に測定できますから、検診への応用が可能な方法です。

被曝線量	特徴
1〜5ミリレム	２種の異なるエネルギーのエックス線を照射し，骨と軟部組織の吸収率の差により骨密度を測定する方法。いずれの部位でも精度よく迅速に測定できます。骨密度測定の標準です。
５ミリレム	厚さの異なるアルミニウム板と手を並べて通常のエックス線写真を撮影し，写真上のアルミニウムの光学的濃度を基準に骨密度を測定するもの。デジタル画像をコンピュータで解析する方法の採用で測定精度が向上しました。
50ミリレム ５ミリレム	三次元骨密度（mg/cm^3）として算出します。海綿骨骨密度を選択的に測定できますが、QCTでは，他の測定法と比べてＸ線被曝量が多いのが特徴です。感度は高いが精度が低い測定法です。
—	超音波の伝播速度と減衰率により骨を評価する方法。骨密度を測定しているわけではありません。Ｘ線を使用しないので，放射線被曝がなく，放射線管理区域以外でも使用可能です。測定精度は高くありません。

■レントゲン検査

骨折の有無を調べるレントゲン検査では、背骨（脊椎や腰椎）の写真を撮り、椎体の骨折や変形、骨粗鬆化の有無をみます。

骨にはＸ線が通過しませんから、骨密度の高い骨は白っぽく映りますが、骨粗鬆症の進行にしたがって骨密度が低くなり、骨が薄くなって、黒っぽく映るようになります。

また、骨折の有無は、写真で骨折がはっきりわかるものは別として、多くは圧迫骨折のため、骨折線などが鮮明ではありません。そこで、画像に写っている各部の寸法がどう変化しているかを測って、診断します。

具体的にいうと、椎体の前（Ａ）と中央（Ｃ）と後ろ（Ｐ）の高さを測り、前後のどちらかが中央部より２割以上縮んでいたり、前が後ろより４分のＩ以上、低かったとき、「圧迫骨折」と判定することになっています。（Ｃ／Ａ、Ｃ／Ｐのどちらかが0.8未満、またはＡ／Ｐが0.75未満）。

■骨代謝マーカー

ここまでの検査で骨粗鬆症という診断がつくと、検査もつぎの段階に入ります。いま、患者の骨はどのようになっているのか、そして将来はどうなるのかを、尿や血液で調べるのです。

これを「骨代謝マーカー」と言い、骨量などとは別の骨の健康状態（骨代謝異常）や構造的な強弱を知ることができる検査です。たくさんの項目があって煩雑に見えますが、この検査をもとにどんなクスリを処方すればいいか、またそのクスリの効果はどうなのかもわかる、非常に重要かつ必要な検査です。

しかも、その効果が治療後１～３カ月という早期にわかりますから、患者にきちんと説明し、納得してもらえれば、治療継続の意欲を維持し、中途脱落を防ぐのにも大いに有効です。

骨代謝マーカーには、骨をこわす破骨細胞の働きを調べる「骨吸収マーカー」と、新しく骨を作る骨芽細胞の働きを調べる「骨形成マーカー」があります。

骨は日々、破骨細胞がこわしたあと、骨芽細胞が新しい骨を作って、どんどん代謝されていきます。

破骨細胞で骨がこわされているところからは、骨の一部であるコラーゲン分子が血液中に放出されています。この骨のかけらの量を、特殊な抗体をつかって測定します。血液では濃度が薄いのでむずかしいのですが、濃縮されて出てくる尿を使うと、こわれた骨からどのくらいコラーゲン分子が出ているかがわかります。こうして測定するDPD（デオキシピリジノリン）やNTX（１型コラーゲンN末端テロペクチド）が骨吸収マーカーで、骨をこわしていく勢いの程度をみていると言っていいでしょう。

一方、骨芽細胞がどんどん新しく骨を作っているところからは、骨の元になるオステオカルシンという物質が血液中に漏れだしています。そこで、血液中のオステオカルシンを測れば、骨が作られている程度がわかります。これが骨形成マーカーです。

また、甲状腺機能亢進症や副甲状腺機能亢進症、悪性腫瘍の骨転移、腎不全なども骨代謝マーカーの値を著しく増加させますから、これらの病気がないかどうか知るにも、ある程度役に立ちます。

骨代謝のスピードは、年齢が進むにしたがって、どんどん加速し、破骨細胞が取り付いて骨をこわしているところは、部分的にでこぼこして弱くなります。そこにストレス集中といって、力が集まってきて、骨が折れるきっかけになることさえあります。

つまり、骨吸収マーカーが高いと、骨が吸収されて骨量が少なくなっているだけでなく、構造的にも弱さが増していることがわかるのです。先の骨密度測定は、こうした骨代謝の結果、できあがっている現在の骨密度が多いか少ないかをみるものですから、骨形成マーカーと骨吸収マーカーの双方を測ることで、今後、骨密度がどのように変わっていくかを知ることも可能になります。そして、数値の高いときには、積極的な治療が必要だと判断できるだけでなく、骨吸収が亢進しているときには骨吸収抑制剤を使うなど、薬剤の選択にも役立つわけです。

ガイドラインによれば、この骨代謝マーカーはつぎのようなときに検査することが推奨されています。

・クスリによる治療が必要かどうかを決めるとき

骨吸収マーカーが正常な人の数値より高いときには、破骨細胞が古い骨をこわすペースが早く、骨の量がどんどん減って、骨がもろくなっていることが予想されます。骨折の危険が高まっているわけで、このようなときには、クスリによる積極的な治療が必要となります。

・使うクスリを決めるとき

正常な人の値にくらべて、骨吸収マーカーが高いときは骨をこわすペースが早く、骨形成マーカーが低い時は骨をつくるペースが遅いこと、どちらも低い時は骨の新陳代謝機能が衰えていると判断できます。ですから、骨を壊すペースが早いときはそれを抑えるクスリ、骨を作るペースが遅い時はそれを助けるクスリを選ぶなど、骨の健康状態に合ったクスリを処方することができます。

・クスリの効果を確認するとき

骨代謝マーカーは、クスリによる治療を始めるときと、始めてから６カ月以内、またクスリを変えたときは６カ月以内に１回、健康保険で測定することができますから、効果を確認する上で、大いに助かります。効果が確認できない時は、クスリを代えたり、新しいクスリをふやすなどして、修正します。

さらに、骨のコラーゲン劣化の程度も、骨折のリスクに大きく影響していることがわかってきました。例えていうと、骨密度はコンクリート、コラーゲンはそこに入れる鉄筋のようなもので、骨密度だけが骨の強さではないことを、骨粗鬆症に関わる多くの医師が感じています。とくに糖尿病や動脈硬化があるような患者は、骨にしっかりカルシウムが蓄積していても、骨のコラーゲンの劣化によって硬くてもろい骨となり、骨折しやすくなっています。

こんな「骨質」を評価するようなマーカー（目印）が、これまでなかったのですが、血液や尿の検査で、動脈硬化因子のホモシステインや、終末糖化産物のペントシジンという物質を測ることで、「骨質」を評価できることがわかってきました。

そして、骨粗鬆症患者は、この「骨質マーカー」によって、つぎの３タイプに分かれることが明らかになったのです。

Ⅰ**「骨質劣化型」**……骨密度が高いのに、骨質が悪い

Ⅱ**「低骨密度型」**……骨密度が低いのに、骨質がいい

Ⅲ**「低骨密度＋骨質劣化型」**……骨密度・骨質ともに悪い

「骨密度が高く骨質もいい」人にくらべると、Ⅰのタイプ

骨密度検査	**骨代謝マーカー**
骨粗鬆症の診断	骨粗鬆症の予知
過去の骨代謝の総決算	リアルタイムの骨代謝
局所骨の評価	全身骨の平均評価
治療効果の確認１～２年	３～６カ月
施設の制限	簡便

は1.5倍、Ⅱは3.6倍、Ⅲのタイプは7.2倍も、骨折の危険性が高くなると報告されています。

この骨質マーカーの研究は、今後さらに発展することが期待されています。

FRAXで骨折リスクを知ろう

早期の治療が必要なのは、これまでの検査で「骨粗鬆症」と診断された人だけではありません。

骨密度だけでは骨折のリスクを100％評価できないことが明らかになったからで、ガイドラインでも、骨量減少と診断された骨粗鬆症予備群のうち、家族に大腿骨などの骨折歴がある人や、喫煙者や多量飲酒の習慣がある人、つぎに出てくるFRAXで「10年以内の骨折リスク15％以上」と算出された人も、早期に薬物治療を開始するように奨めています。

このFRAXとは、WHOが開発し、2008年に発表した、患者自身が自らの骨折リスクを知ることができる診断ツールです。

使い方は簡単で、まずインターネットでFRAXのホームページを開き、ツールから日本語を選び、質問にしたがって、必要項目を記入していきます。

- 名前、年齢（このツールは40～90歳が対象ですので、それ以外の年齢では40歳と90歳時での発生リスクを計算します）、生年月日、性別、体重（kgで）、身長（㎝で）

のあとに、

- 骨折の履歴（成人してから）
- 両親が大腿骨近位部を骨折したことがあったかどうか、
- 現在の喫煙状況
- 糖質コルチコイド（ステロイドの経口投与、あるいは3カ月以上5㎎以上のプレドニゾン）の経口投与を受けたことがあるかどうか、
- 関節リウマチの確定診断がなされているかどうか、
- 続発性骨粗鬆症（I型糖尿病、成人の骨形成不全症、甲状腺機能亢進症、性機能低下症、45歳未満の早発閉経、慢性の栄養失調や吸収不良、慢性肝疾患などの骨粗鬆症と強い関係のある疾患）があるかどうか、
- アルコールを毎日3単位（ビールグラス3杯、蒸留酒シングル3杯、ワイン中程度のグラス3杯）以上の摂取をしているかどうか

• 骨密度（DXA法のメーカーを選択し、大腿骨頸部の実測値）を入力してください。骨密度が不明のときは空欄で。

そして「計算する」をクリックすると、

- A　Major osteoporotic

  (主な骨粗鬆症骨折…脊椎、股関節、前腕、肩部の骨粗鬆症的骨折)　何％

- B　Hip fracture

  (大腿骨近位部骨折)　何％

という数字が表示されます。

いったいどのくらいからが危険なのか、と気になりますが、骨粗鬆症学会では、Ａは15％以上、Ｂは５％以上のときには、治療の必要があると考えていい、と議論がなされています。

●FRAXの日本語ホームページ

10年以内の骨折発生リスクをBMDがある場合と無い場合について計算するために、次の質問に回答してください。

国：日本　　　名前／ID：［　　　　］

アンケート：

1. 年齢（40～90歳）あるいは誕生日
　年齢：［　　］　誕生日：　年：［　　］月：［　］日：［　］
2. 性別　○男性　○女性
3. 体重（kg）［　　］
4. 身長（cm）［　　］
5. 骨折歴　○なし　○はい
6. 両親の大腿骨近位部骨折歴　○なし　○はい
7. 現在の喫煙　○なし　○はい
8. 糖質コルチコイド　○なし　○はい
9. 関節リウマチ　○なし　○はい
10. 続発性骨粗鬆症　○なし　○はい
11. アルコール　○なし　○はい
　（１日３単位以上）
12. 骨密度（BMD）

［BMDを選びなさい□］［　　］

［取り消し］［計算する］

というわけで、以上のような検査をしたあと、その結果を総合して、つぎの図の流れで診断し、治療の道筋をつけていくのです。

■原発性骨粗鬆症の薬物治療開始基準

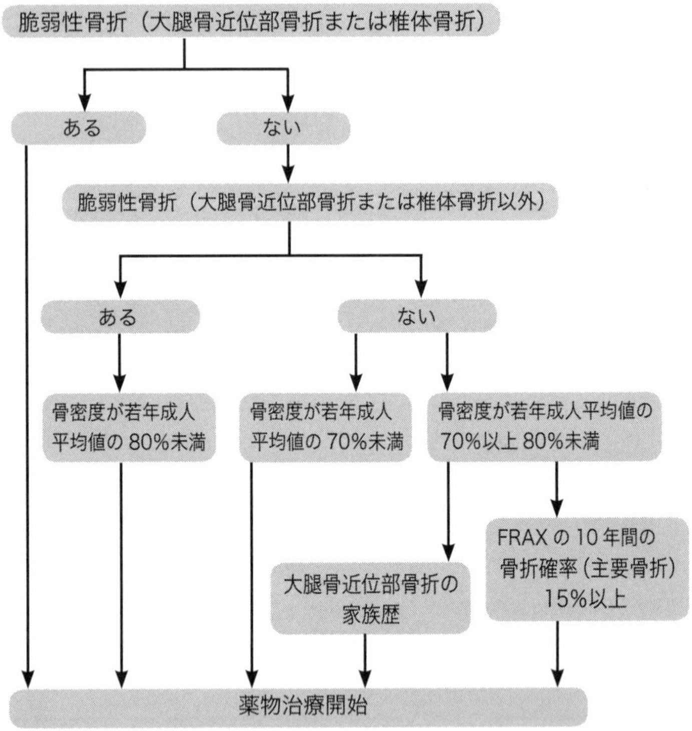

第5章

どんな人が
骨粗鬆症に
なるのか（原因）

「こつそしょうしょう」。
漢字で書くと、いっそう病名の意味がわかります。
骨粗鬆症の粗は「あらい」、鬆とは大根などに入る「ス」のことで、いろいろな原因で、骨の内部が、麩菓子やフランスパンの断面のように、粗く鬆が入ったようになり、もろく折れやすくなった状態をいいます。
骨粗鬆症の推定罹患者は全国で約1280万人もいて、そのうち女性が980万人を占め、実は女性がもっとも「かかりやすい」病気のひとつです。また、高齢になればなるほど、患者数がふえること、同じ骨量があっても、高齢であれば、骨折の危険性が高まることもわかっています。

医学界の取り組みが遅れた

超高齢化社会を迎えた日本ですから、そのような患者は年々ふえています。しかし、医学界の取り組みはずいぶんと遅れました。治療しなくてはいけない病気だという認識が、あまりなかったからです。正式な病名として、医学書に記載されたのは1941年のことですし、この病気の原因や本当の恐ろしさが知られるようになったのは、つい最近です。ですから今でも、骨粗鬆症の正確な病態や認識が医師に欠けていますし、予防などの知識も国民全体に広まっていません。実際、昭和29年初版の国語辞典には、骨粗鬆症という語句そのものが見当たらないのです。

女性の多くは、更年期を過ぎた頃から身長が縮んだり、腰や背中がいたんだり、背中が曲がったりという「いつのまにか骨折」の症状が出てくるため、以前は老化現象のひとつと考えられ、「老化だから仕方がない」と、医師も積極的に治療しようという傾向がなかったのです。

それは大きな間違いでした。身長が縮んだり、背中が曲がるという症状は、「圧迫骨折」によることが多く、圧迫骨折は放置していると、二度、三度と繰り返すのが大きな特徴です。このドミノ骨折が、多くの人の日常生活を不便にしましたし、痛みのため救急車で運ばれた人や、転倒して大腿骨近位部を骨折し、そのまま寝たきりになってしまった人も少なくありません。

寝たきりになると、命も短くなってしまいます。骨粗鬆症は寝たきりや要介護になる原因疾患として、脳血管疾患に次いで多い病気で、最初の骨折をどう防ぐかが、この病気の治療の大きなカギになっています。

また、背中や腰が曲がっていると、臓器のかたちも変わり、逆流性食道炎を起こすなど、内臓にも大きな影響がでて、ひどいときにはがんの恐れまで出てきます。これも、知られざる骨粗鬆症の怖さの一端です。

つまり骨粗鬆症は、やがて骨折を引き起こして、日常生活を不自由にしてしまい、大切な生活の質（QOL）を落とすばかりか、死亡リスクを高め、ついには余命すら短縮させてしまう、重大な病気なのです。

なりやすい人～女性、高齢者、そして

では、どんな人が骨粗鬆症になりやすいのでしょうか。

まず、女性であること。そして年齢が高いことが、大きなリスク要因だということは、もうおわかりでしょう。

それ以外の「なりやすさ」を知るための、簡単な数式があります。

あなたの今の体重から年齢を引き、それに0.2をかけてください。

〈体重（kg）— 年齢（歳）〉× 0.2

■ FOSTA

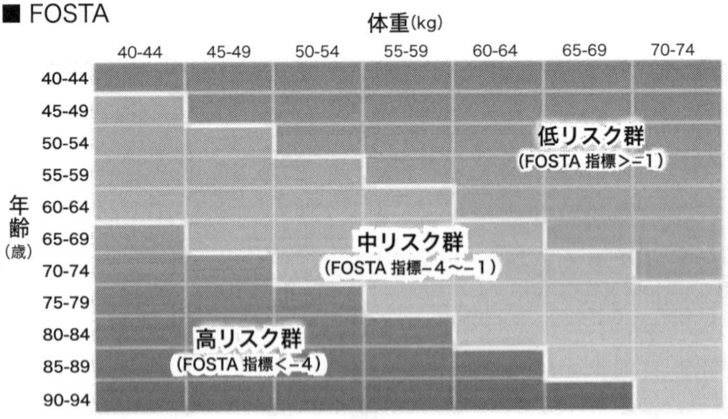

これは「FOSTA」、骨粗鬆症リスク評価ツールといって、アジア8カ国、800人の女性を対象として行なわれた調査の結果、年齢、体重と、骨密度の間に密接な関係があるとわかって考えだされた数式で、ひと言で言えば、骨粗鬆症になりやすい人を見つけるためのものです。一般には70歳で50 kg

というように、年齢と体重の差が20以上ある人がなりやすいと言われていて、マイナス4未満が危険ラインとされています。

マイナス？　そうです、骨粗鬆症になりやすいのは体重の重い人ではありません。重い体重がリスクになるのは、膝が痛んだり水がたまったりする変形性関節症であり、骨粗鬆症では、体重の軽い人、つまりやせていることが大きなリスクなのです。軽い分、骨の量も少ないからで、その意味でも全身の骨量ができ上がる思春期から20代前半に、過激なダイエットをするのは、本当に危険です。一生、少ない骨量のまま過ごさなくてはならず、結果的に骨粗鬆症を招き寄せる大きな要因になるからです。

閉経後の日本人女性1127人を対象にした調査では、FOSTAがマイナス4未満の人のおよそ45％が、実際に骨粗鬆症でした。

タバコや嗜好品など

あなたは以下の項目がどのくらい当てはまりますか。

- タバコを吸っている
- ふだん、運動らしい運動はしない
- 毎日、ビールや焼酎を呑むのが習慣になっている
- 体重が気になっていて、何度もダイエットをし、リバウンドの経験もある

• コーヒーが好きで、1日4杯以上のんでいる
• 以前、骨折したことがある
• 糖尿病の既往症がある

これは、どれだけ骨粗鬆症になりやすいのかを知るためのもので、思い当たる項目が多ければ多いほど「なりやすい」と考えてください。どの項目も、骨粗鬆症の危険な因子です。

「喫煙」は、骨粗鬆症のもっとも大きな危険因子です。タバコを吸うと、尿中に排泄されるカルシウムがふえるとともに、女性ホルモンが減って、骨量減少に大きな影響を与えます。喫煙者、禁煙者、まったく吸っていない人の3群で骨量をくらべると、喫煙者の骨量がいちばん少なく、ついで禁煙者が少ないのです。そして、若いときからずっとタバコを吸いつづけている人は、そうでない人より骨折の危険率が1.3～1.8倍にもなります。女性の喫煙率が高くなっている今、からだのあらゆるところに影響する喫煙の害は、強調しすぎることはありません。

「運動不足」もよくないことがわかっています。若いうちにしっかり運動をしていないと、全体の骨量が少ないままになり、そんな日常習慣が中年以降も継続すると、筋力も落ちて骨折しやすい体格になってしまいます。一方、ウォーキングなどを日常生活に取り入れていると、約2～4倍、最大で5倍も骨折の発症を予防することが確認されています。日常生活で活発に体を動かすことは、大腿骨近位部骨折など、骨粗鬆症による骨折の予防になります。

「アルコールのとりすぎ」もよくありません。アルコールの過剰摂取は、肝臓で代謝されるビタミンDを障害するだけでなく、骨を作る骨芽細胞の働きも抑えてしまいます、その結果、必要なカルシウムを尿中に排出させ、骨量を減らしてしまいます。実際、骨折の発症率はアルコールの摂取量が多い人ほど、右肩上がりでふえています。

一カ月で５キロ以上も痩せるような「過激なダイエット」は、栄養バランスを崩して栄養不足にし、筋力不足や筋肉の低下を招きます。同時にカルシウムの摂取量も少なくしますから、骨折もしやすくもなります。また、低体重そのものが、大腿骨近位部骨折の危険要因となり、骨量の減少は骨折の発症率を増加させるのです。

嗜好品ではアルコールともに、「コーヒー」にも注意してください。のみすぎたときご経験があるように、コーヒーに含まれるカフェインが、尿にカルシウムを排泄させるように働くからです。日ごろからカルシウムを充分にとっていればいいのですが、それでも、１日５杯以上になるという人は、要注意です。

「糖尿病」との関係は、近年はっきりわかってきたことで、もっとも大きなトピックスかもしれません。新しい骨をつくる骨芽細胞にはインスリンの受容体があって、骨芽細胞をふやすように働いています。そのインスリンが欠乏するⅡ型糖尿病（糖尿病患者の大部分を占めます）になると、血糖値が高くなるとともに、骨芽細胞がふえないことから、骨形成の働きが低下します。そればかりか、腎臓でインスリンの作用で作られる活性型ビタミンDも、インスリン欠乏とともに減って、カルシウムの吸収率を低化させます。また、血糖値が高いままだと、骨芽細胞への作用も弱くなります。

骨はカルシウムとコラーゲンが主成分ですが、高血糖になると、血液中の糖分が骨内に侵入して、コラーゲンと結合します。すると、骨から柔軟性が失われ、骨折しやすくなるのです。

さらに、糖尿病改善のために、自己流の食事療法をつづけていたりすると、カロリー制限から充分な量のカルシウムを摂取できません。すると、欠乏したカルシウムを補充するため、骨内に蓄積されていたカルシウムが血中に溶け出していくことになり、骨量減少の原因となります。こうした結果、糖尿病の患者が背骨を骨折する危険は、そうでない人より、男性で4.7倍、女性で1.9倍も増加します。

また、性別に関係なく、「体のどこかを以前に骨折した経験」のある人は、高齢になると、骨折発症率が約2倍になります。とくに背骨の椎体骨折を起こしている人では、高齢になってからの椎体骨折の危険率が、約4倍にはねあがります。両親のどちらかが大腿骨近位部骨折を起こしている人の骨折発症率は、約2.3倍に、それ以外のところの骨折があれば、1.2〜1.5倍になります。

そのほか、「日照不足」も危険要因のひとつです。私たちは太陽の光を浴びることでビタミンDを作っていますから、日照不足になれば、ビタミンＤが欠乏し、骨をつくっているハイドロキシアパタイトの材料であるカルシウムとともに、リンも不足します。同様の理由で、食事からのカルシウム摂取不足も、骨粗鬆症を引き起こす原因になります。

「人種」の差もあります。黒人種は年をとっても骨折を起こしにくいのですが、白人種は骨折が多く、黄色人種はその中間です。また、骨折を起こしやすい場所も違っていて、背中が曲がるタイプの椎体の圧迫骨折は、日本人は白人の２倍ほども多いのです。しかし、脚の付け根が折れる大腿骨近位部骨折では、白人にくらべて以前は明らかに少なかったのですが、最近はふえてきて、少々問題になっています。

結局、体の骨量は、成長期にカルシウムなどの働きで増大したあと、ピークを過ぎると少しずつ減っていき、更年期を過ぎると、女性ホルモンであるエストロゲンが、ガクンと減るという変化になります。

ある専門家は、研究と治療の経験から、骨への影響はエストロゲンが20％、カルシウム、ビタミンＤなどの栄養が20％、運動不足が20％、そして、残りの40％が遺伝ではないかと、報告しています。

大事なことは、年齢や性別、遺伝は、私たちの力で変えることはできませんが、それ以外の60％は、いろいろな手だてでコントロールできる、ということです。

コラム

「ス」について

冬が旬の大根。おでんもいいし、ブリと煮たブリ大根は大好物です。それはともかく、買ってきた大根に「ス」が入っていると、けっこうがっかりします。これは、大根の細胞と細胞のあいだにできた気泡が原因で、大根に隙間や穴ができることで、日本独特の言い方です。この「ス」を漢字で書くと「鬆」、これは難しいので、新聞などでは「骨粗しょう症」と表記されます。スが入っているかどうか、切らずに見分けるには、葉の断面の葉柄をみることです。ここがスカスカなら、まず「ス」入りと思っていい、とは、市場の人から聞いたお話です。

なぜ身長が縮むのか

私たちの身長は、一日のうちでも変わります。寝ている間には、骨と骨の空間が大きくなりますし、立っているうちに、その空間が小さくなります。また、猫背になったり、身体のバランスが崩れて、背骨が左右どちらかに湾曲すれば、正しい姿勢のときよりも、当然身長が低くなります。

ロンドン大学の研究によると、20 年間に身長が３㎝以上縮んだ高齢者は、それ未満の人にくらべ、心臓病などで死亡する恐れが明らかに高いことがわかりました。身長に大きな変化がみられた人は、心臓や肺など、循環器や呼吸器の機能にも注意を払ったほうがいいようです。

成長期には、規則正しい生活をすること、充分な栄養と睡眠をとること。そして、いくつになっても無理のない程度で、背筋や腹筋の筋肉を強化するエクササイズをすることが、身長が縮ませないための、有効な手段と言われています。

コラム

背中まがりはなぜ怖い

背中が曲がるのは、外見上ばかりか、健康上も、よくありません。たとえば、年齢が進むにつれ、胸焼けを訴える人がふえるのも、背中が曲がることと密接な関係があります。背中が曲がったため、腹部の容積が小さくなり、その結果、胃酸が食道に逆流して逆流性食道炎を起こしたり、ときには食道裂孔ヘルニアといって、胃が横隔膜よりも上部の位置にきてしまうからです。こうなると、胸焼けのほか、嚥下困難になったり、腹部の鈍痛が起こったり、さらにはたびたびの炎症の結果、がんの恐れさえでてきます。

このように背中が曲がると、日常生活で不自由なことがたくさん出てきます。なにより曲がってしまうと、なかなか元に戻せません。曲がらないようにすることこそが本当の治療で、日常生活での注意、運動、栄養、そして必要ならクスリも使って、最初の骨折を防ぐことが重要なのです。

コラム

アルプスの少女

『アルプスの少女ハイジ』（ヨハンナ・シュピリ原作）に出てくる、車いすの立てない少女クララは、ドイツの大都市フランクフルトで1、2を争うという大金持ちのゼーゼマン家のひとり娘です。テレビでこの少女の病名が話題になっていました。答えは、いわゆる「くる病」（骨軟化症）で、ビタミンＤの欠乏によっておこる病気です。

それだけでなく、教育係兼育児係の家政婦長ロッテンマイヤー女史が、クララを大事に育てすぎたことも、立てなくしてしまったひとつの要因であると思われます。家の中にずっと閉じ込めておいたため、身体機能が弱くなってしまったのです。

はじめにお話ししたように、骨の形成に必要なカルシウムを補うために、カルシウム製剤などのクスリをのむ治療法もあります。ビタミンＤもクスリとして服用が考えられますが、人によってはいくらのんでも、そのほとんどが尿と一緒に体外に排出されてしまう人もいるのです。

また、もうひとつ気になっているのが、ハイジと同じような世代の女性が、無理なダイエットをしたためにやせすぎ(低体重)になったり、急な体重低下を起こしていることです。

ＢＭＩ＝体重（kg）÷身長（m）×身長（m）

このＢＭＩの数値が18.5未満の人はやせすぎで、骨粗鬆症の危険性が高いと考えられています。あなたは大丈夫ですか？

第６章

骨粗鬆症はどんな病気なのか

——私たちが知っておかなくてはならないこと

沈黙の病気

医学の世界でよく使われることばに、「沈黙の」という冠ことばがあります。

「沈黙の殺し屋」（サイレント・キラー）は高血圧、「沈黙の臓器」は肝臓のことですが、骨粗鬆症にも「沈黙の病気」という冠がついています。深く静かに進行し、自覚症状がなかなか表にでない病気だからです。

骨粗鬆症チェックにある、身長が縮むとか、背中が曲がるとか、重いものを持つと痛みが出るというのが、最初に感じる主な自覚症状ですが、そのときはもうかなり進行している状態だと言っていいでしょう。どれも「椎体骨折」の症状と思われるからです。

椎体というのは、首から腰にかけて24個の小さな骨がずらりと連なっている脊椎骨の胴体部分のことで、骨粗鬆症の人は、1つの椎体全体がぐしゃっとひしゃげるような特徴的な骨折をします。これが「圧迫骨折」で、ふつうは折れたところに疼痛があるのですが、なかには骨折しているにもかかわらず、痛みがなく、そのため、いつの間にか何カ所か骨折して、腰が曲がったり、身長が縮んだりしてしまうのです。

問題は、なぜ骨粗鬆症になると、骨の量や密度が減ったり、構造が劣化するのかということです。皮肉なことに、それは骨が生きていて、常に新しい組織に生まれ変わっているからです。

骨は一度つくられたら、死ぬまで変化しないようにみえますが、髪の毛や皮膚とおなじように、実際は日々、活発な新陳代謝を繰り返し、組織が入れ替わっています。丈夫でしなやかな骨を保つには、古い骨を壊して新しい骨に作り替える必要があるからで、これを「骨代謝」と言います。

骨には皮質骨と海綿骨があります。皮質骨は手足の長い骨の真ん中部分に多く存在する硬く緻密なところで、身体を支える働きをしています。一方、皮質骨の内側にある海綿骨は、ジャングルジムのように縦横に密にはり巡らされた小さな細い骨（骨梁）が、柱と梁の役割を果たすことで、骨の強度を保っています。拡大してみると、スポンジ状にみえるこの構造が、立ったり、身体をひねったりというとき、外部から加わる力をほどよく散らして、その分、骨の強度を保ちながら、軽量化に寄与するとともに、骨梁の隙間の骨髄で赤血球や白血球、血小板を作っています。

皮質骨と海綿骨の割合は場所ごとに違っていて、腕や下肢などの長い骨は皮質骨が厚く、衝撃に強い構造になっていますが、背骨などでは海綿骨の割合が高くなっています。

骨が最も活発に作られる時期は成長期です。カルシウムを積極的に取り込んで、長く太くなった骨量が最大になるのは20代ですが、このとき、それまで骨の端にあって、骨の長さをのばしていた軟骨細胞がすべて石灰化され、骨の成長が止まります。また骨密度も、5歳時を100とすれば、18歳では196と、ほぼ倍となり、緻密な構造になります。

そんな骨のすべての部分が、骨代謝によって日々、作り替えられているので、骨粗鬆症になると、骨折しやすくなるのです。

破骨細胞と骨芽細胞

骨の作り替えは、常に破壊が先行します。

骨髄から出てきた「破骨細胞」が、まず約２週間かけて、ちょうどブルドーザーよろしく、古い骨をこわして、カルシウムを血液中に溶かしだします（吸収期）。そのあと「骨芽細胞」という別の細胞が、３カ月ほどかけてコラーゲンやリン、カルシウムなどをくっつけて、新しい骨を作っていきます（形成期）。これを「リモデリング」（再構築）と言い、顕微鏡的なミクロな動きですから、破骨細胞と骨芽細胞のバランスがとれている限り、外観的には、太さも長さも骨量も、まったく変わることがありません。こうして骨の強度を保つとともに、血液中のカルシウムの調節もしているのが、骨代謝です。

この休止期→吸収期→逆転期→形成期→休止期というサイクルを繰り返す再構築によって、骨の細胞や組織は１年間のうち、2～10％が新しく生まれ変わっているのです。しかし、骨の元であるカルシウムの摂取や、骨を作るためのホルモンが不足してくると、破骨細胞と骨芽細胞のバランスが崩れてしまいます。そして、破骨細胞の働きが優勢になると、作るのが追いつかなくなって、骨の実質が減っていきます。骨粗鬆化の始まりです。

最初に変化が現れるのは、海綿骨です。重力負荷（メカニカル・ストレス）のかからない横方向の骨梁が少しずつ減っていき、力を合わせて支えていた骨梁が、どんどんばらばらになっていきます。その結果、構造が粗くなって隙間が大きくなり、支える力も減り、荷重に耐えかねて骨折しやすくなります。

しかも、成人の皮質骨と海綿骨の量的比率は、９対１と圧倒的に皮質骨が多いのですが、再構築される骨の比率は、皮質骨約３％（１年）に対し、海綿骨は約30％にもなるといわれるように、海綿骨が非常に多い脊椎に最初に変化が始まることが多く、ついで海綿骨の割合の多い大腿骨近位部や上腕骨近位骨に変化が起こりやすくなります。

骨の強度がおちたことによる骨折を「脆弱性骨折」と言います。椎体の場合、ふつうなら骨折するはずもない動作、たとえば転んだり、つまずいたり、咳やくしゃみをしたり、尻もちをついたり、階段を降りたりした拍子に、椎体全体が押しつぶされたり、ひどいときには粉砕されるような圧迫骨折をするのです。

しかも怖いことに、１カ所骨折すると、つぎつぎに周囲の椎体が骨折を繰り返すようになります。これが「ドミノ骨折」で、もっとも防がなくてはならない症状です。そして、数カ所の椎体が骨折すると、背中や腰が曲がる亀背《きはい》や円背《えんぱい》になったり、身長が縮んだり、慢性的な腰痛が起こったりするわけです。

これまでの事例報告を解析した結果によると、以前に椎体骨折をした人は、前腕部1.4倍、椎体4.4倍、大腿骨2.3倍と、それぞれのところで骨折リスクが高まっていました。これが骨粗鬆症のもっとも怖いところで、骨折が骨折を呼び、それが患者の日常生活をどんどん悪化させてしまいますので、単純な老化としてではなく、早期発見早期治療で、最初の骨折を予防しようという、医療のコンセンサスが作られてきたわけです。

厚生労働省の2004年の調査では、寝たきりなどで介護が必要となった原因の第3位が「骨折・転倒」(10.8%) でした。高齢になって、バランスや歩行能力が低下して、引きこもりになり、転倒リスクが高まった状態を「運動器不安定症」(ロコモーティブ・シンドローム) と言いますが、骨粗鬆症はその原因の最たるものなのです。

ビタミンD

ではなぜ、骨の作り替え (リモデリング) のバランスがくずれるのでしょうか。これは第1章の「クスリ」の章とも関連するので、少しくわしくお話しします。

キーワードは2つ、ビタミンDと女性ホルモンのエストロゲンです。

日焼けの害（＝皮膚がん）が声高に叫ばれる以前では、赤ちゃんや子どもによく日光浴をさせていました。それは、骨折しやすくなる病気に骨軟化症があり、その予防のため日光に当てることで、骨の健康に欠かせないビタミンDが活発化するようになるからです。これは今でも真実で、過度の日光浴さえさせなければ、日光浴はけっして害ではありません。

このビタミンDが、リモデリングにしっかりと働いています。

食事から摂取されたビタミンDは、腸で吸収されたあと、肝臓と腎臓を経て、生体で作用できる活性型になります。この活性型ビタミンDが腸に働いてはじめて、カルシウムの吸収をふやすのです。ふえたカルシウムは骨芽細胞のところにいって新しい骨の材料になる一方、破骨細胞にも作用して、リモデリングをスムーズにします。

ですから、ビタミンDが欠乏すると、吸収するカルシウムが減り、カルシウム欠乏症となって、骨軟化症を起こしていたのです。また、食事からのカルシウム摂取量が減ったり、太陽に当たる時間が減少しても、ビタミンDが不足がちとなり、骨粗鬆症になりやすい下地をつくってしまうことになります。

女性ホルモン（エストロゲン）

閉経後骨粗鬆症という言葉もあるように、女性が閉経すると、骨粗鬆症になりやすくなるというのは、以前から知られた事実でした。女性の骨密度を測定すると、五十歳前後から1年で2～3％ずつ減っていくこともわかりました。閉経後、もっとも顕著に減るのは女性ホルモンですから、当然、女性ホルモン（エストロゲン）の影響が考えられます。

そして実際、骨を作る骨芽細胞にエストロゲンの受容体があることが発見されたのです。関係は明らかなのですが、しかし、いくらエストロゲンを骨に作用させても、骨はまったくできません。いったい女性ホルモンは骨に何をしているのか……実は、古い骨を壊すのを防いで、骨の吸収を減らすように働いていたのです。つまり、骨芽細胞にあるエストロゲンの受容体は、破骨細胞の活動を抑えるためのものだったのです。

そのエストロゲンが更年期以降、女性では急激に減ってしまうため、骨がどんどん吸収されて、つくるのが追いつかなくなります。それだけでなく、腎臓でのビタミンDの活性を抑制して、カルシウム吸収を減少させます。さらに、副甲状腺ホルモンの働きを促進して、血液中へのカルシウム放出をふやし、結果として骨量を減らしてしまっていたのです。

女性ホルモンは男性にもありますが、かなりの高齢になるまで、男性のその量は変わりません。また、男性ホルモンのテストステロンは、骨からカルシウムが溶け出すのを抑える働きをしています。ですから骨粗鬆症の患者も、女性にくらべてずっと少ないのですが、80代以上になって女性ホルモンが減ってくると、男性の骨粗鬆症の患者がふえてきます。

コラム

骨軟化症

栄養不足や日照不足のために骨が折れやすくなる病気が、子どもにでる場合を「くる病」と呼びます。石灰化していない骨がふえるために、硬いはずの骨がしなうようにやわらかくなり、その治療には、ビタミンDが効果的でした。

現在は、ビタミンD抵抗性くる病の成人型がふえています。腰や背中、股関節、膝などに、初期は漠然とした痛みがみられます。成人型の場合、とくに骨粗鬆症との鑑別が重要になります。

男性の骨粗鬆症

男性は、若い時の骨密度が女性より2～3割高く、その分、骨密度の蓄えも充分にあります。しかも、女性の閉経のような急激な女性ホルモンの減少をもたらす変化もないので、骨密度は加齢とともにゆるやかに減っていくだけです。ですから、女性にくらべて、骨粗鬆症の発症年齢は遅くなります。

とはいえ、65歳くらいから明らかにリスクが高まりますので、その年齢にさしかかった男性は、骨密度検査を受けることを頭に入れておいてください。

また、男性の特徴として、合併症に伴って起こる骨粗鬆症が多いことがあげられます。腎臓や腸の病気、胃の切除や胃潰瘍で治療中の人、肺の機能が低下していたり、手術をした人は、骨量も減少しやすくなっています。ですから、骨折の頻度は少ないものの、男女の骨量の違いから予想される以上に、男性の骨折は多く起こっています。骨折しやすい部位は女性と同じですが、転倒などで大きな骨折をしやすいというのも男性の特徴のひとつです。ご注意ください。

第7章

骨粗鬆症を予防する

——食事・運動・転倒予防

骨粗鬆症の専門家は、骨粗鬆症の予防は可能だといいます。

「骨を強く健康に保つには日光浴、食事、運動の3つが大切で、これらを若いときから気をつけ、自分の骨量や状態を正確に知ればいいのです」

事実、カルシウム量（＝骨の量）は食事と運動でふやすことができます。たとえば、ママさんバレーをずっとやっている女性は、おなじ年齢で運動をしていない女性より、ずっと骨量が多いのです。閉経期になって骨量が減るのは避けられないことですが、蓄えたぶんだけ余裕があるのです。蓄えられるときに骨を蓄えておくという「骨貯金」は、賢いやり方です。

骨量の検査は、市町村でやっている「節目検診」を上手に利用してください。市町村ごとに検診内容や年齢はちがっていますが、多くは40歳から70歳くらいまで、5歳ごとにがんなどとともに、骨密度の検査を無料で受けることができます。40歳になったら一度受けて、ご自分のだいたいの傾向をつかんでおくといいでしょう。

そして、充分な骨量があれば、その後は5年ごとの検査でいいでしょう。もし低めと言われたら、骨代謝マーカー検査などもして、医師と相談しながら、治療の方向を決めてください。

50代で脊椎骨折を起こすことは多くありませんから、運動や栄養をふくめ、必要なら女性ホルモン療法で若さを保つことを心がけてください。

50代の終わりから60代になると、骨量が低下している人では、椎体骨折が起こりやすくなります。きちんと薬物治療をして骨の代謝を正常化し、骨量を維持、あるいはできる範囲の増加をはかるのがいいでしょう。

70代半ばになると、背中の曲がりとともに大腿骨近位部骨折の危険性がふえてきます。ビタミンDやKなどの栄養が不足がちになるのも、このころからです。食事での補給が不足のときは、クスリで補うことができます。ひきつづき治療が必要な人は、骨代謝を調節するクスリとともに、これらの栄養素の補給にも気をつけることです。

また、ぜんそくやリウマチなどの治療で、ステロイドホルモンをのんでいる人は、男女を問わず、骨粗鬆症が起きやすいことが、はっきりしています。注意すると同時に、積極的な骨粗鬆症防止治療を、専門医と相談してください。

椎体骨折は、ものを持ち上げたときや、身体を前後屈した拍子に起こることが多いのですが、そのほかの骨折はたいてい転んだときです。多くの転倒は、室内で起こっていますから、階段や浴室に手すりをつけ、玄関や廊下を明るくし、段差をなくすなどの環境面の配慮をすることは、直接、転倒の防止になります。そして、カルシウムとビタミンDの摂取をふやし、運動をし、さらに必要なら骨粗鬆症の治療薬をのんで、骨の代謝を調節して骨量をふやすと、骨折の危険性はかなり低くなることがわかっています。

骨を支えている筋肉を鍛えるのも、骨折の予防になります。

しなやかでソフトな動作を心がけていると、そんなに骨折も起きないでしょう。

もちろん運動やバランス訓練をしていれば、骨折を起こさないかというと、そんなことはありません。しかし、少なくとも自分の努力と医師の指導の共同作業で、骨粗鬆症の骨折発生をコントロールできる時代になってきたというのは明確な事実です。

食事療法

ポイントが5つあります。

1. 適正なカロリー摂取と適度なタンパク質摂取を心がけること。
2. カルシウム、ビタミンD、ビタミンKの3栄養素を充分に摂ること。
3. 骨に悪影響を与えるビタミンB群も不足しないようにすること。
4. 減塩を心がけること。
5. 喫煙、過度の飲酒、大量のカフェイン摂取を控えること。

■適正なカロリー

適正な体重を維持することは、骨粗鬆症でも、とても重要です。

ＢＭＩの低い、やせている人ほど骨折リスクが高くなる閉経後の女性では、体重の減少が、骨量だけでなく筋肉の量も減らしてしまうからです。といっても、肥満になれば骨太になれるわけでもありません。肥満は生活習慣病やがんをふやすだけですから、適正な体重を心がけること。

骨＝カルシウムだからといって、カルシウムだけたくさん摂るのも、いい食生活ではありません。高齢者ではタンパク質の摂取量が少ないことが、骨量の減少を招いているという報告もあります。骨折リスクを下げ、骨量・筋肉量を維持するのはタンパク質ですから、成人男性50g、女性で40gという、タンパク質の「推定平均必要量（1日あたり）」は、意識的に食べるようにしましょう。

■カルシウム

牛乳は基本的にいい食品です。カルシウムの吸収効率が40％もあって、食品のなかでも飛び抜けて高いのです。ほかの食材の吸収効率をみると、小魚で33％、野菜は19％しかありません。

発育期や青年期に牛乳をたくさんのんだ人は、そうでない人より骨密度が高いこと、思春期の女性で日常のカルシウム摂取量が充分だった人は、牛乳や乳製品の摂取量が多く骨量が高いこと、できるだけ毎日牛乳をのむようにした子どもは、そうでない子どもよりも骨量の増加が顕著だったこと、などの報告が、なされています。

しかも牛乳は、高齢者にも効果があるのです。東京都健康長寿医療センターで以前、牛乳を飲む人と飲まない人をくらべたところ、飲むようになった人は４年間での身長の縮みかたが平均2.3㎝であったのに、飲まなかった人は、倍近くの3.9㎝も縮んでいました。そればかりか、65歳ごろから食事に気をつけたり、運動など全くしない骨粗鬆症の人では、１年１㎝の割合で身長が低くなっていくこともわかりました。

また、日本整形外科学会が大腿骨近位部骨折を起こした人を調べたところ、若いときに牛乳を飲まなかった人が50％もいる一方で、よく飲んでいた人は20％しかいなかったのです。

ただ、日本人には牛乳を飲むと、てきめんに下痢をするという乳糖不耐症の人が多く、牛乳が苦手という人が少なくありません。そんな方は牛乳にこだわることはありません。カルシウムが豊富なものなら、チーズでもヨーグルトでもかまいません。

また、吸収効率が劣るとしても、ししゃも、ワカサギなどの小魚や、わかめ、小松菜などを積極的に摂ることは、乳製品の食事に偏って脂質のとりすぎになったり、単調な食生活に陥らないためにも、大いに有効です。

魚介類や大豆製品、野菜・海藻類を組み合わせるようにしましょう。厚揚げと菜っ葉の煮浸しなど、いいメニューです。ゴマもカルシウムが豊富ですが、そのままではほとんど吸収されませんから、必ず摺って使いましょう。エビやしらすと合わせてふりかけをつくり、食卓に常備するのもいいでしょう。

注意するのは、カルシウムの吸収を抑えてしまうリン（インスタント食品や防腐剤に入っています）や塩分の摂取を控えることです。

サプリメントにばかり頼るのもどうでしょうか。悪いものではありませんが、食事からカルシウムを摂るのとはちがって、サプリメントとしてカルシウムを大量に摂ると、心筋梗塞など、心血管系の病気を誘発するといわれています。少なくとも１回あたり500㎎をこえるカルシウムをのむことはやめましょう。

ちなみに、骨粗鬆症予防に効果的なカルシウム量は、800～1500mg／日です。

現代の日本人平均摂取量は男性520mg、女性489mg（平成25年国民健康・栄養調査）ですから、かなり意識的にカルシウムを食事でふやす必要があります。

カルシウムの多い食べ物は、牛乳200mlでカルシウム200㎎、同様にヨーグルト（全脂無糖）100gでは120㎎、プロセスチーズ（６Ｐ１個）25ｇでは158㎎・木綿豆腐（１丁400ｇ）100ｇでは120㎎、しらす干し（半乾燥品）20ｇで104㎎、小松菜（ゆで）80ｇで120㎎です。

コラム

牛乳をのむなら夜がいい？

就寝中の夜中は成長ホルモンの分泌がもっとも多く、そのため骨代謝も活発化しています。乳タンパク質が分解してできるオピオイドペプチドという物質が神経伝達物質の分泌を抑制して鎮静作用を示します。さらに、眠りを維持させるセロトニンの原料であるアミノ酸（トリプトファン）も牛乳にたくさん含まれていますから、そう言われるのでしょうが、もちろん、夜でなくてはならないということはありません。

牛乳有害論の真実

日本ではときどき、科学的な根拠がまったくない「トンデモ本」がベストセラーになることがあります。牛乳有害論もそのひとつです。ただ、「もしかしたらあるかも……」と思われたあなた、こんなデータがあるのをご存じでしょうか。

ひとつは、1978年から14年間、広島で約4500人の大腿骨近位部骨折に注目し、生活習慣や食生活、BMIなどの追跡調査した報告です。それによると、牛乳を週5日以上のんでいる群は、週に1日以下の群にくらべ、骨折を起こす相対危険度が約半分になっているという結果でした。

もうひとつは、出生年別の椎体骨折の発症を、広島と長崎でくらべた研究です。出生年代が違う人たちが、おなじ年齢に達したときの骨折数をみると、明らかに後の年代の人ほど発症の頻度が低下しています。粗食をすすめる向きもありますが、昔の粗食を食べていた人ほど、椎体骨折の発症リスクは、明らかに高かったのです。この事例をみても、欧米食や牛乳をのむようになったことが、骨粗鬆症のリスクを低下させていたことがわかります。

牛乳を飲むと下痢をするなら、小松菜などほかの食品にすればいいのです。とにかく、しっかりカルシウムを摂ることは、骨粗鬆症を予防する食生活の基本です。

牛乳有害論といっしょによくいわれる「カルシウム・パラドックス」とは、「カルシウムの摂り方が足りないと骨は弱くなるが、血管や脳にカルシウムがふえてくる」ということで、カルシウム不足による骨粗鬆症は、動脈へのカルシウム沈着（動脈硬化）や高血圧といっしょに起こることが多いことを意味しています。

起こる理由はホメオスタシス、恒常化にあります。カルシウムは「生命の炎」とよばれ、血中濃度は必ず一定に保つような仕組みができあがっています。カルシウムの摂り方が足りないと、血液中のカルシウムも減ります。この情報が甲状腺の後ろにある副甲状腺に伝えられ、副甲状腺ホルモンが分泌されます。このホルモンの役目は、骨に働きかけてカルシウムを血液中に溶かしだし、濃度を一定に維持することですが、いつもカルシウム不足が続いていると、副甲状腺ホルモンが常に分泌されて、カルシウムが骨から溶かしだされ、血管や脳などに入り込んでしまうのです。

こうなると、血管では動脈硬化や高血圧が起こるし、脳ではカルシウムがふえて、記憶をつかさどる細胞が障害され、アルツハイマー病が起こります。膵臓に入り込むと糖尿病になり、軟骨に入ると変形関節症や脊椎症、腎臓に入ると結石が起こる、というのが「カルシウム・パラドックス」です。

いずれにせよ、原因はカルシウムの摂り過ぎではなく、カルシウムの不足であり、牛乳有害論とはまったく無関係の現象です。

■ビタミンD

カルシウムと一緒に、ビタミンDが豊富なサバやカツオ、椎茸なども、積極的に摂ってください。カルシウムの吸収を促進する働きがあるからです。

とはいえ、ふだんの食材でビタミンDを豊富に含む食品は、さほど多くありません。そこで必要になるのが、ふだんから外に出て、日光によくあたることです。冬でも那覇で8分、つくばで22分くらい散歩するだけで、充分なビタミンDがつくられます。

クスリを使うときでも、ビスホスホネートのところでお話ししたように、カルシウムの吸収がきちんと保たれていないと、充分な効果を発揮できません。カルシウムの吸収にはビ

●各機関・組織のHP等に記載されているビタミンD生成に必要な日光照射時間

組織	環境省	日本ビタミン学会	(財)骨粗しょう症財団
日光照射部位	両手の甲	ー	ー
対象地域	日本	日本	ー
日光照射回数	1日1回	1日1回	1日1回
照射推奨時刻	ー	ー	ー
その他の要件	平均的な食事の摂取	ー	ー
日光照射推奨時間	約15分（日向） または 約30分（日陰）	夏期は約30分 冬期は約1時間	夏期は約30分 （木陰） 冬期は約1時間

タミンDが不可欠なので、アメリカでは、天然型ビタミンDを強化した牛乳が市販され、日本では、クスリとして活性型ビタミンDというビタミン剤が、よく使われています。カルシウムを吸収する働きはめざましく、のんでいる人は、のんでいない人より明らかに骨折が少ないのです。

幸い、魚類を中心とした和食の献立にはビタミンDが豊富です。サプリメントにたよらずに、毎日の食事に取り入れることを考えてみてください。

■ビタミンK

ビタミンKは骨質の維持に働いているビタミンです。納豆のほか、緑色の野菜にも多く含まれています。オステオカル

	宮崎県 薬剤師会	世界保健機関 World Health Organaization	Holick 論文
	顔と手	顔と両手両腕	両手両足
	―	―	―
	1日1回	1週2回	1週2回
	―	―	10～15時
	早朝または 昼下がり	肌の色、生活習慣	冬期を除く
	約15分	夏期は約5～15分 (低緯度はさらに 短時間)	約5分～15分

シンという骨代謝マーカーを測るほか、下のように、納豆と野菜の摂取回数や量で、ビタミンKの摂取量と骨質強度は推定できます。日本人の平均摂取量は220 μg(平成25年)で、推奨摂取量250～300 μgには少し不足しています。異常のある場合、ビタミンKを摂取すれば不足を補うことができます。

しかし、抗凝結作用のあるワーファリンを内服している人は、服用することができません。

●合計40点未満ならビタミンKの摂取が不足しています。

納豆を食べる頻度	
ほとんど食べない	0点
週1～3回	10点
週4～5回	25点
毎日1回以上	40点
1食あたりの野菜の摂取量	
ほとんど食べない	0点
少し食べる	10点
ふつうに食べる	25点
たっぷり食べる	40点

＊ふつう…きざみ野菜が片手1杯。または小鉢1杯

■ビタミンB群とC

ビタミンB群が不足すると、タンパク質の代謝産物であるホモシステインの代謝が滞り、体内に蓄積して、骨質の劣化

や動脈硬化につながると言われています。また、ビタミンＣは骨の形成やコラーゲン合成に働くビタミンですから、ふだんから緑黄色野菜や果物を充分にとってください。

骨粗鬆症の研究が進むにつれ、骨量が平均より多いのに、大腿部の骨折を起こす人がいることがわかってきました。そこで注目されたのが「骨質」です。骨を鉄筋コンクリートの建物にたとえると、カルシウムはコンクリート、コラーゲンは鉄筋にあたります。実際の建物が鉄筋を入れてはじめて頑丈になるように、人の骨もカルシウムをふやすだけでなく、コラーゲンで質を高めることも大切なのです。

その場合、重要なのが、鉄筋（コラーゲン）が規則正しくしっかりと組み立てられているかどうか、です。このコラーゲン分子の結合をコラーゲン架橋といい、加齢によってコラーゲンが劣化すると、鉄筋がきちんと入っていない建物が弱くなるように、骨がもろくなります。

問題は、コラーゲン劣化の速度や程度にかなりの個人差があることですが、最近、その犯人像が徐々に鮮明になってきました。それはアミノ酸の一種のホモシステインとビタミンB_6で、血液中にホモシステインがふえると、骨量が多くても骨折しやすく、そんな骨折しやすい人の体内にはビタミンB_6が少ないのです。

ホモシステインは、メチオニンというアミノ酸が体内で代謝されるときに作られ、酸化されると有害な活性酸素を発生させます。健康な人ではすぐ無害化されますが、ビタミンB_6

やB_{12}、葉酸が不足していると、無害化されないホモシステインが血液中にあふれ、血管壁を硬くして動脈硬化を促進させます。そして、心筋梗塞や脳卒中のリスクを高めるとともに、骨コラーゲンを悪化させて、骨折を起こしていたのです。つまり、骨粗鬆症の人は動脈硬化になりやすく、動脈硬化の人は骨粗鬆症にも注意が必要だ、ということです。

しかも、このホモシステインが骨量低下と絡むと、骨折の危険度を7.8倍にも跳ね上げます。

骨質を高めるにはホモシステインを減らし、骨コラーゲンの悪い架橋をつくらないようにしなくてはなりません。そのためにはビタミンB_{6}やB_{12}、葉酸が多く含まれた食品を意識的に摂る必要があるのです。2008年に発表された40～59歳の男女4万人を対象にした、11年に及ぶ厚生労働省の調査でも、ビタミンB_{6}、B_{12}、葉酸を充分に摂っていれば、心筋梗塞のリスクを37～48%も減らすことがわかりました。ビタミンB_{6}、B_{12}、葉酸という「長生きビタミントリオ」は、骨を強くするだけでなく、動脈硬化や心臓病のリスクを下げるのです。

これらの栄養素は、

- ビタミンB_{6}……レバー、マグロ(赤身)、ニンニク、ゴマ
- ビタミンB_{12}……さんま、レバー、しじみなどの貝類
- 葉酸……海苔、緑茶、枝豆、モロヘイヤ

に多くふくまれています。

また、ビタミンB類は一般的にいっしょに摂ると相乗効果

があるといわれていますから、バランスよく食べるようにしましょう。骨質強化には運動もたいへん効果的ですから、適度な運動を組み合わせるといいでしょう。

■茶や酒、コーヒーなどの嗜好品

骨形成を促進させて、骨に好影響を与えることがわかっているのは、緑茶のカテキンです。また、適量のビールには骨密度減少を抑制する作用があるといわれています。

酢は身体の中でカルシウムの吸収を助ける作用があります。食物に含まれるカルシウムは、胃酸で溶けて吸収しやすい状態になりますが、その胃酸の分泌を促すのが、酢だからです。

また、大量のカフェインは骨形成を抑制するだけでなく、尿量をふやすことでカルシウムの排泄を増加させることがわかっています。コーヒーを１日カップ５杯以上飲むと骨に影響があると言われますが、はっきりしたことはわかっていません。たまにはミルクをいれてカフェオレで飲めば、骨への影響を最小限に抑えることができるかもしれません。また、コーラにはリン酸が多く含まれていてカルシウムの吸収を妨げますから、あまりお奨めできません。

■献立の一例

栄養やカロリーのバランスが良い食事を規則的にとるのが、食事療法の基本です。そこで、こんな献立はいかがでしょう。

1. 桜エビチャーハン

材料　ごはん　　300 g（茶碗２杯分）

桜エビ　　大さじ３

かぶの葉　100 g

ネギ　　　20g

卵　　　　２個

ごま油　　大さじ１弱

中華スープの素、醤油、塩、白ごま、七味唐辛子

作り方

① かぶの葉、ネギはみじん切りに。

② フライパンにごま油をいれ、ネギとかぶの葉をよく炒める。

③ 火が通ったら桜えびを入れ、ご飯とわりほぐした卵を、ほぼ同時に入れる。

④ 中華スープの素、醤油、塩で味を付け、ごまを入れる。

⑤ 好みで七味唐辛子を。

＊ 桜えび、かぶの葉、ごまのカルシウムと、卵のビタミンＤで吸収率アップ。

(カルシウム 318 ㎎)

２. 小松菜と厚揚げの煮物

材料　小松菜２分の１束（100 g）

厚揚げ　１個（120 g）

サラダ油（小さじ２)、みりん（大さじ１)、酒（大さじ１)、だし汁（100 cc)、醤油（大さじ１)、削り節（少々）

作り方

① 小松菜は５㎝幅、厚揚げは食べやすい大きさに切っておく。

② 鍋に油を入れ、小松菜を炒めて、みりん、酒、だし汁、醤油を入れる。沸騰したら中火にし、厚揚げを入れる。

③ ほどよく火が通ったら、火を止め、味をふくませる。

④ 器に盛り、上から削り節を。

＊ 小松菜はカルシウムのほか、骨形成を促すビタミンＫも豊富。厚揚げもカルシウムが多い。(カルシウム 231 ㎎)

３. 切り干し大根の煮付け

材料　切り干し大根　20 g

人参　50 g

ブタ細切れ　50 g

干し椎茸　１枚

ごま油（小さじ１)、だし汁（200 cc)、みりん（大さじ１)、醤油（大さじ１)、酒（大さじ１)、ごま（大さじ１）

作り方

① 切り干し大根、干し椎茸は水にひたし、もどしておく

② 切り干し大根は１～８㎝の長さに切り、人参は短冊、干し椎茸は千切り、豚肉は一口大に切っておく。

③ 鍋にごま油を入れ、②の材料を炒め、酒、みりん、だし汁をいれて、火が通るまで煮る。

④ 醤油を入れ、煮含める。

⑤ 最後にごまを入れて、できあがり。

＊ 豚肉のうまみで若い人もたべやすい。残ったら、卵とじにしてお弁当にも。

（カルシウム 124 ㎎）

4. ふりかけ

材料　ちりめんじゃこ　50g

干しわかめ　１カップ

ごま　大さじ３

青のり　大さじ２

醤油（大さじ１）、みりん（大さじ半）、塩（小さじ半）

作り方

① 干しわかめはフードプロセッサーやすり鉢で細かくするか、ビニール袋に入れて、麺棒などでたたいて細かくする。

② フライパンにちりめんじゃこ、干しわかめ、ごま、青のりをいれて乾煎りする。

③ 醤油、みりん、塩を加え、さらに煎るとできあがり。

コラム

食事療法とサプリメント

カルシウムとビタミンDを同時にとると、腸管でのカルシウム吸収率がよくなります。また、骨吸収を抑制するビスホスホネート製剤や選択的エストロゲン受容体モジュレーターは、食事でカルシウムとビタミンDを摂ることで、骨形成が促進され、骨密度増加のカギにもなります。

カルシウムを多く含む食品は、乳製品、小魚、野菜、大豆などで、目標量のカルシウムを摂取するために、意識してこれらの食品をとることが大切です。

また、骨形成の過程では、コラーゲンなどの骨基質タンパク質にミネラルが沈着します。このミネラルの沈着に重要な役割を担っているオステオカルシンという骨基質タンパク質の合成には、ビタミンKが必須です。ビタミンKは、納豆やブロッコリーに多く含まれていて、納豆にはイソフラボンも含まれていますから、更年期の女性の骨の健康維持にはきわめて適した食品といえます。（ビタミンKには血液が固まりやすくなる働きがあるので、循環器系の治療としてワーファリンなどの抗血液凝固薬を投薬している場合、摂取は危険です）

閉経期の女性は、骨の破壊を抑えることが重要になります。女性ホルモンの分泌が低下していますから、カルシウムの摂取量が充分でも骨量が減少します。その点、大豆に含まれるイソフラボンには、弱い女性ホルモンのような作用があり、骨からのカルシウム溶出を抑えてくれます。

骨密度を高める特定保健用食品として、乳塩基性たんぱく質（MBP）というものがあります。MBPは乳清中の塩基性タンパク質の混合物で、骨の形成を高め、骨の吸収を抑えるように働きます。

タンパク質の摂取量が少ないと、骨密度の低下を助長します。食事量が少なくなりがちな高齢者は、注意が必要です。というのも、１日のタンパク質摂取推奨量の７～８割程度しか、高齢者では摂取できていないとの指摘があり、相対的にタンパク質摂取不足に陥りやすいからです。

運動対策

骨粗鬆症による骨折を防ぐには、骨密度を改善するよりも、運動療法のほうが効果があると言われています。それは、運動習慣が骨量減少を抑制することが、さまざまな報告で立証されているからです。

一般には、ジャンプや踏み込み動作の強い衝撃のある運動ほど、骨量が増加します。

相撲の世界では、体重をふやすための特殊な食生活をし、四股や股割りといった相撲ならではのからだの動かし方、使い方をし、しかも稽古量も多いので、骨に与える影響が大きいことが知られています。事実、力士と同じ年代の男性と骨密度をくらべると、からだのどの部位も力士の骨密度が高いのです。力士にとっては体格をよくし、骨格筋などの筋力アップと、それにともなう骨の強化は欠かせないことで、なかでも四股を踏むという相撲独特の運動は、女性にはなかなかしづらいかもしれませんが、骨密度を大いに高める効果があります。

逆に水泳のように、水の浮力のために体重の負荷がかかりにくい運動は、骨量に対する効果が少ないことがわかっています。

また、運動は継続することで、筋力やバランス能力が改善しますから、運動習慣はその種類と強さ、頻度を考慮することが大切です。

運動療法の基本は、骨密度を低下させないことです。運動不足は骨密度を低下させますし、骨に有効なカルシウムを蓄えるためにも、「体重がかかる」運動は欠かせません。

毎日の暮らしで、階段の上り下りや散歩をこまめに取り入れ、運動量をふやすというのも効果がありますが、それ以上に、骨密度の低下防止に有効な運動は、ウォーキング、ジョギング、エアロビクスです。

この運動療法（対策）には、４つのポイントがあります。

１. 日頃から体の動かし方に気をつけること。

２. 骨に負荷をかける運動が、骨を強くします。

３. かかとあげ運動や太極拳など、やわらかにじわっと骨に負荷をかける運動が　効果的で、ウォーキングもいい運動です。

４. 片足立ち運動は転倒防止にも効果があります。

それぞれについて、みていきましょう。

■体の動かし方に気をつける

自分の骨は弱くなっていると自覚することが、まず必要です。そのうえで体を動かすことを心がけ、バランスを保って転ばないような訓練を、日頃からしておくことが大事です。

高齢者が転びやすいのは、年をとればとるほど、歩くときに、つま先があがりにくくなるからです。ですから、畳のフチなどのちょっとした高さでつまずき、転んでしまいます。意識的につま先をあげて歩くようにすれば、不意の転倒を防ぐことができます。ヒールの高い靴などは厳禁とお考えください。

■骨のためにいい運動を積極的に

骨を丈夫にするにはカルシウムが必要で、そのカルシウムを骨に定着させるには、骨の長い軸にそって力をかける運動が効果的です。力学的負荷（メカニカル・ストレス）がかかると、その刺激で骨芽細胞が活性化して骨をどんどんつくり、結果的に強い骨になります。これがWOLFの法則で、逆に無重力状態や寝たきりとなって、骨に負荷のかからない生活をおくると、骨芽細胞の骨形成が低下するとともに、破骨細胞の骨吸収がさかんになって、骨密度が低下するのです。

また、メカニカル・ストレスが骨にかかると、わずかにたわみます。このたわみが一定の範囲におさまるように、骨は自らの強度を調節しています。使わないでいると、たわみが少なくなり、骨は弱くなってしまうし。筋肉も使うことで太く、丈夫になります。さらに、関節でクッションの役割をしている軟骨にもメカニカル・ストレスは重要です。軟骨は関節の潤滑油である関節液から栄養を取り入れていますが、関節に力が加わることで関節液が軟骨の中に入り、栄養が行き渡るからです。

実際に、腕立て伏せやダンベル運動など、中程度の強度のレジスタンス・エクササイズを行なった8時間後に、骨吸収を表わす血中NTXなどの骨代謝マーカーが顕著に低下したという報告もあり、運動は骨代謝に直接的に関わっています。

その場合大切なことは、やわらかにじわっと骨に体重がかかるような動作を心がけることと、片足立ちのようなバランスをとる運動を継続的にすることです。

●左右１分ずつの片足立ちは 50 分のウォーキング効果

- 片足で立つだけで約３倍の負荷が足にかかります。
- 右足１分、左足１分、これを朝昼晩3回繰り返すと、およそ 53 分の歩行に相当するそうです。
- やり方は、両目を開けて
- 机になどに軽く手をつき、
- 片足を前方に 5cm ほどあげ、
- １分間、そのままの姿勢を保つだけです。

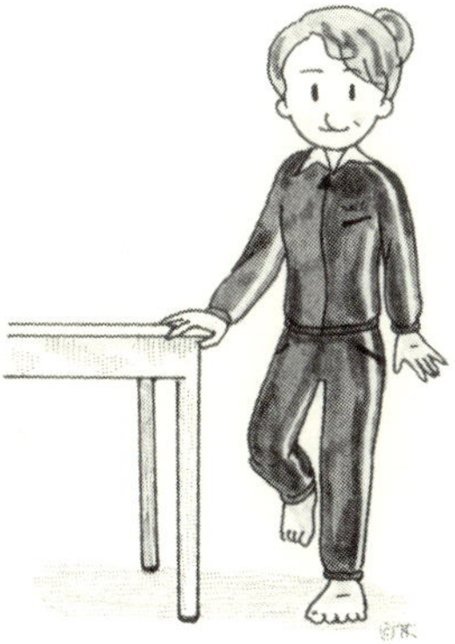

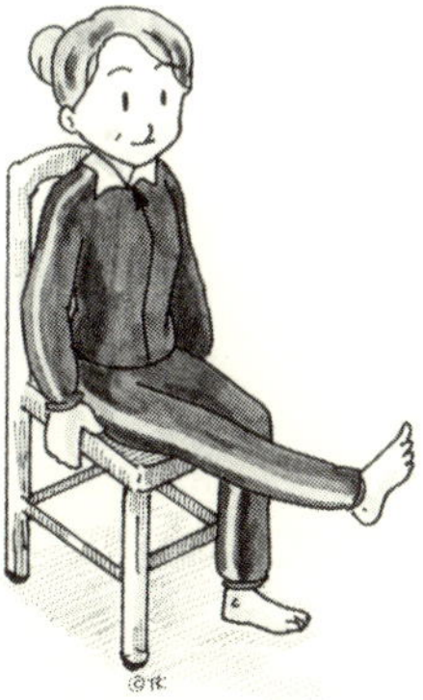

●脚の筋肉を鍛えるストレッチ

- 椅子に深く腰掛けて、片方の脚だけ、足くびを直角に曲げたまま、片方の膝を無理のないように伸ばし、
- そのまま脚をゆっくりと床と水平になるまで上げて、5 〜 10 秒間とめます。
- そのあとゆっくりとおろします。
- この動作を 20 回くりかえし、反対側の脚も同様に行ないます。
- 朝昼晩、３回やってください。脚の筋肉が鍛えられ、膝痛の防止になります。

コラム

ウォーキングシューズの選び方

1. 普段のビジネスシューズより少し大きめのサイズを選んでください。それは、歩くにつれて、つま先が詰まって爪を痛めないように、足指をうまく動かすためです。
2. 足囲を必ず測ってください。３Ｅとか４Ｅといっても、メーカーによって微妙に違います。また、幅広の靴がいいわけでもありません。あまりぶかぶかだと、足の筋肉の張りがなくなる開帳足になる恐れがあります。
3. 中じきは、もしかすると靴よりも大切な道具かもしれません。お店の人とよく相談し、納得のいくまで試して、自分にあった中じきを選んでください。歩き心地や疲れ具合がまるで違います。ひょっとすると靴本体よりも高価な場合がありますが、それは決して間違った買い物ではありません。

コラム

ウォーキングの注意点

1. 靴は履き心地がよく、つま先に余裕があって、衝撃の吸収性がよく、安定感のあるものを選ぶこと。中じきにも留意すること。
2. 前を向いて、視線は４～５メートル先の下方をみながら、
3. 腹部を軽く引き締め、胸を軽くはった姿勢で、
4. 腕をリズミカルに大きく振りながら、すたすたと元気よく、
5. かかとで接地し、つま先から蹴り出すように、
6. ふだんより歩幅を少し広めに、ややはや足で歩きます。
7. 毎日 30 ～ 60 分を目標に。１回で歩いてもいいし、２～３回に分けてもいい。
8. 目線が下に向いたまま歩いたり、腰が曲がったり、せまい歩幅で、つま先から地面に着地するような歩き方は「わるい歩き方」で、歩く意味がありません。

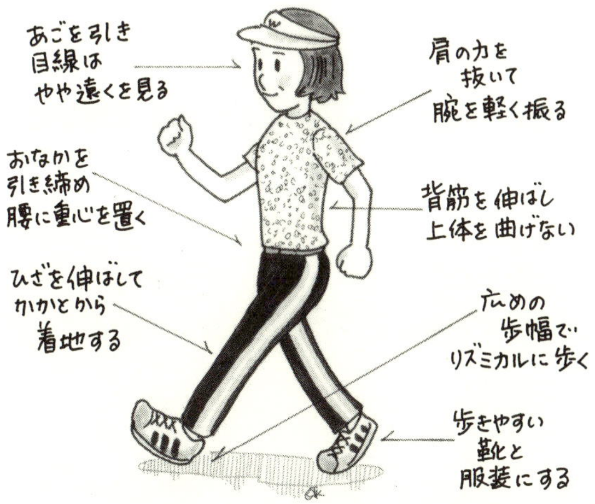
あごを引き
目線は
やや遠くを見る
肩の力を
抜いて
腕を軽く振る
おなかを
引き締め
腰に重心を置く
背筋を伸ばし
上体を曲げない
ひざを伸ばして
かかとから
着地する
広めの
歩幅で
リズミカルに歩く
歩きやすい
靴と
服装にする

バランスをとる運動は、思っている以上に骨を鍛えてくれます。左右交互に７秒以上片足で立つ片足立ちは、バランスをとりながら骨にも負荷をかける、いい運動ですし、ゆっくりと階段を上り下りする運動も、同じくいい運動です。また、太極拳のように、ゆったりとした動作の運動も、骨にいいことがわかっています。そして、よく歩いてください。ウォーキングは骨にも筋肉にもいい運動です。でも、くれぐれも無理はしないこと。思わぬ力がかかって、骨折することがあります。

■ふだんの生活でもこまめに動くこと

大切なのは、日常生活でもこまめにからだを動かすことです。日常生活で活発な人ほど、腰椎の骨密度が高いことがわかっています。

■骨に柔らかく、じわっと力をかける運動が効果的

骨密度をふやしたり、維持する効果がはっきりしているのは「かかと落とし」や「もも上げ運動」など、すぐにでも始められる簡単な運動です。これらは骨密度の維持や増加に大きな効果がありますし、さらに、背筋を鍛えると椎体骨折の予防になります。

たとえば、「かかと落とし運動」を１日 50 回、週に５日続けた人は、大腿骨近位部の骨密度が維持されていました。また、座った姿勢で膝に５キロのおもりをつけ、太ももをあげ

る「もも上げ運動」を1日50回続けた人は、腰椎の骨密度の低下が、運動しない人より、明らかに少なくなっていました。

また、地域のフィットネスセンターでエアロビクスとステップエクスサイズ（階段昇降）を週2回、1年半続けた人は、そうしなかった人よりも大腿骨転子部（足の付け根部分）の骨密度が0.9%ふえていました。また、1回45分の太極拳を週に5日、1年間にわたって続けた人は、腰椎と大腿骨近位部の骨密度の低下が、そうしなかった人よりも少ないという結果も出ています。

ウォーキングや散歩の目的は、骨を鍛えることだけではありません。外に出て太陽を浴びることで、皮膚からのビタミンDを促し、カルシウム吸収をサポートできます。長時間でなくても、必要になる歩行の時間を確保して、上手に意識的に活用しましょう。階段をゆっくり上り下りするのも効果があります。筋肉が鍛えられるだけでなく、反射神経も鍛えて、転倒による骨折が予防できます。

そして、運動することは、新陳代謝が活発になり、心臓など循環器の働きを促進し、腸の蠕動運動も刺激して、便秘の改善も期待できます。高齢者に多い便秘は運動不足が大きな原因だと言われているのです。

■体操も効果的

骨を鍛える運動は、筋肉を鍛える運動とは異なります。骨に衝撃や重力をかけ、骨の中の骨細胞を活性化させるのが目的です。この骨細胞は全身の臓器を活性化させる信号を送る細胞ですから、さまざまな老化も防ぐとさえ言われています。ラジオ体操もいいですが、つぎのような運動はいかがですか。

・背筋運動

負荷をかけた背筋運動は、腰椎の骨密度の低下を抑制し、椎体骨折の発生を減らす効果があるだけでなく、腰痛の改善にも効果があります。

1. やわらかいベッドやマットに腹這いになり、お腹の下にクッションを入れます。
2. 両手を腰においたまま上体を持ち上げ、そのままの姿勢を５秒間、維持します。胸を浮かす程度でかまいませんが、首をそらしすぎないように。
3. 回数の目安は、１日 10 ～ 30 回。
4. 余裕があれば、おもり（１ℓのペットボトルに水を入れるなど）を背中や首の後ろにのせると、さらに効果があがります。

・ミニ階段昇降

1. 階段の１段目を使って、片足ずつあがります。
2. 前を向いたまま、後ろに、片足のかかとをトンとついて、１段下がります。１日 50 回。かならず壁に手を添えて、転ばないように。階段がないときは、高さ 10 ㎝くらいのしっかりした台を用意して上に立ち、足の指先が台から少し出ている状態で、かるくジャンプして降りるように。

・片足立ち運動

バランス力を高める運動で、転倒予防効果があります。ダイナミック・フラミンゴ療法とも呼ばれ、体がぐらぐらして不安定なときは、手をついてもかまいません。くれぐれも転ばないように、必ずつかまるものがあるところで行なってください。

1. 片方の足を５～10㎝あげて、１分間そのまま立ちます。
2. 足をかえて、おなじく１分間立ちます。
3. 左右１分間ずつ、１日２～３回。簡単な運動ですが、これだけで転倒率が３分の１も減少したという報告があるほど、効果は高いのです。

・かかとおとし

太ももだけでなく、足の指を曲げ伸ばしする筋肉も鍛えられ、歩行の安定性を増すとともに、転倒防止にも役に立つ運動です。ストンとかかとを落とす運動はヒールドロップと呼ばれ、体に伝わった衝撃を骨が感知して、骨が強くなろうとするため、大腿骨頸部の骨強度を高めるといわれています。

1. 両足で立った状態で、かかとをあげます。
2. ゆっくりとかかとをおろします。
3. 回数の目安は１日50回。飽きないように音楽などを聴きながら。ただし、かかとを高くあげすぎると、バランスを崩しやすいので、注意のこと。椅子の背もたれに手をかけて、つま先立ちになってするといいでしょう。

・もも上げ運動

1. 背筋をのばして
2. その場でゆっくり足踏みしながら
3. 膝をできるだけ股関節より高く持ち上げます。
4. 股関節より高く、手を前に差し出し、その手のひらに膝があたるように意識しながら、膝を上げてください。

• 馬体操

リハビリテーションでは伝統のある慈恵医科大が考案したもので、やり方は非常に簡単。

仰向けに寝て、片方の足をまっすぐにのばし、その足で、空中に「馬」という漢字を、なるべく大きく、なるべく早く、連続して書きます。10回連続が目標ですが、最初はできる回数で。一方が終わったら、もう片方も。

下肢の筋力アップが目的です。

コラム

リュックサックの奨め

毎日のおでかけや買い物に、手提げのバッグではなく、リュックサックを背負っていくのはいかがでしょうか。

歳を取るとどうしても背中が丸まり、前屈みになりがちですが、リュックを背負うことで姿勢がよくなります。財布やケータイなどを入れた適度な重さでいい姿勢で歩くと、かかとが地面を押すとき、骨量維持に必要な刺激が背骨に加わることで、背骨を支える筋肉も活性化して、鍛えることができます。

また最近、背骨を支えるうえで注目されている腹横筋というわき腹の筋肉も、ウォーキングのとき、かかとが地面につく瞬間にタイミングを合わせて、おへそを引っ込ませるようにすると、効果的に鍛えることができます。

■ストレッチもいい運動です

・背筋を伸ばす運動

壁から20～30㎝離れて立ち、壁に沿って，両手をできるだけ上に伸ばし、その状態を20～30秒保ちます。または、頭の後ろで手を組み、両肘をできるだけ後ろのほうに引き、胸を開くようにしてもけっこうです。

・ふくらはぎを伸ばす運動

前に出したほうの足の膝を曲げて、体重をかけていき、後ろのほうのふくらはぎを伸ばします。つぎに後ろの方の足の膝を曲げます。終ったら足を変えて。

・足の付け根を伸ばす運動

かけっこのスタートの姿勢から、さらに片足を後ろに伸ばし、膝を床につけるような気持ちでゆっくり腰を低くします。片足30～40秒ずつで左右の足を。

朝、目ざめた後やお風呂上がり、寝る前に5～10分やってください。痛くない程度に、5秒間のばし、それを5回繰り返します。

呼吸を止めないこと、そして、反動をつけないことです。

・ブリッジ運動

寝た姿勢のまま膝を曲げて、お尻を浮かせます。回数はできるだけ。これは背筋、大臀筋、ハムストリングスなど、脚の背面の筋肉をいっぺんに使うので、効果的です。

・スクワット運動

机などにふれながら、膝の曲げ伸ばしを行ないます。これも短時間で、下肢全体を鍛える運動として効果的です。

転倒予防

■転倒スコア

下記の22項目のうち、あなたは、どのくらい当てはまりますか。

1. 過去１年間で転んだことがありますか？
2. つまずくことはありますか？
3. 手すりにつかまることなく、階段の上り下りができますか？
4. 最近、歩く速度が遅くなってきましたか？
5. 横断歩道を青のうちに渡り切れますか？
6. １キロメートルくらいなら続けて歩けますか？
7. 片足で５秒くらい立っていられますか？
8. 杖（ステッキ）を使っていますか？
9. タオルが固く絞れますか？
10. めまいやふらつきはありますか？
11. 背中が丸くなってきましたか？
12. 膝が痛みますか？
13. 目が見えにくいですか？
14. 耳が聞こえにくいですか？
15. 物忘れが気になりますか？

16. 転ばないかと、不安になりますか？

17. ５種類以上のクスリを毎日のんでいますか？

18. 家の中で歩くときに暗く感じますか？

19. 廊下や居間、玄関によけて通るものがありますか？

20. 家の中に段差がありますか？

21. 階段を使わなくてはなりませんか？

22. 自宅の近くの急な坂道を歩きますか？

（転倒リスク予測のための「転倒スコア」開発と妥当性の検証より改編）

＊項目のうち、3. 5. 6. 7. 9. は、「いいえ」を１点、それ以外は「はい」を１点として、合計点を出してください。もし 10 点以上なら、転倒ハイリスクですから、なんらかの予防対策が必要です。

■なぜ転んでしまうのか

骨粗鬆症が進み、骨がもろくなると骨折しやすくなります。

大腿骨近位部骨折を起こすと、体を支える働きが奪われ、介護が必要になりますが、この骨折の 85％が、転倒で起こっています。

背骨の椎骨の骨折は、背中や腰が丸くなり、痛みが出て、暮らしの自立度が低下する原因になります。

手術が必要になると、入院期間が１カ月以上になることもしばしばです。転んだだけで骨折しなかったとしても、転倒したという恐怖心は、私たちから行動力を奪い、二次的に力が弱くなってしまいます。

この結果、一般負傷で救急搬送された高齢者の80％が転倒・転落でしたし、高齢者の５人に１人が、１年間で１回以上、転倒しているのです。

転ぶ原因として、

1. 視野、視力の低下

2. 筋力の低下

3. 感覚の低下

4. バランス能力の低下

5. 反応性の低下

などがあります。

なにより高齢になると、関節が硬くなり、歩幅や腕の振りも小さくなるため、バランスがとりにくい上に、つま先の上がり方が少なくなるため、小さな段差でも引っかかるようになります。これに視力の低下が加わって、段差そのものに気がつかなかったら、さらに危険性が高まるというわけです。

■転びやすい場所は

平成22年度の内閣府調査によると、家庭で転倒した場所は、

1. 庭　：36.4％

2. 居間：20.5％

3. 玄関：17.4％

4. 階段：13.8％

5. 寝室：10.3％　で、

以下、6. 廊下：8.2％　7. 浴室・台所：6.2％　となっています。

対策として、すべてに必要なのが、段差の解消、手すりの設置です。また、ひっかからないように、電気のコードを壁沿いに這わせたり、カーペットや床マットレス、敷物を固定する、照明を明るくするなどの対策も考えられます。

意外と危険なのが、部屋と廊下の境や絨毯の端です。そんな数センチの段差にも、足を取られて、よく転びます。電気のコードも、ひっかかったり、よけようとしてふらついたりして危険です。とくに視界が悪くなる夕方や、夜中にトイレに起きるときは、注意が必要です。

また、急に立ち止まったり、後ろを振り向くと、バランスを崩して転びやすくなります。うしろから突然声をかけたりしないこと。そして、ズボンや靴下を履くときの片足立ちや、浴槽の出入りでまたぐとき、風呂上がりや寝起きで立ちくらみをしやすいときも、転びやすいので、注意が必要です。

手すりをつけたり、座ってやるなどの対策を意識的に行なって、転倒予防に努めましょう。

一方、屋外にも、凸凹道や砂利道、歩道と車道のあいだの小さな段差など、注意しなくてはいけない危険な箇所がたくさんあります。人とすれ違うときなど、とくに気をつけましょう。

脱げやすいサンダル、サイズの合わない靴は、転ぶ大きな原因のひとつです。室内でのスリッパ履きもよくありません。

ふだんのんでいるクスリにも気をつけてください。高血圧の人がのむ血圧降下薬にはめまいやふらつきが、睡眠障害をなくす睡眠薬にもふらつき、気分障害や認知症の人に処方される向精神薬には、脱力感や筋肉の緊張低下という副作用があります。風邪薬にも眠くなったり、ボーっとする副作用があって、転倒の原因のひとつになっています。

クスリをのんでから、変わったことが起こっていないか、ご自分で確認してください。

これまで転倒を防ぐ専門の医学分野がありませんでした。転倒の防止も一元化されていなかったのですが、「日本転倒予防学会」など、少しずつ組織ができはじめた今、その成果が期待されています。

■転倒を予防するには

それぞれの原因に対して、対策をたてる必要があります。

内的要因には、筋力増強訓練、バランス訓練、歩行訓練、柔軟訓練などの複合的運動による取組みと服薬管理を。外的要因に対しては、運動以外の取組みとして、環境整備、服装指導、食事指導、行動変容のための教育などが必要になります。

運動は、ウォーキングや散歩といった軽いものではなく、片足立ちなど中・高強度の運動の取組みが、最も転倒予防に効果があったことがわかっています。

万一、転倒したとしても、その被害を最小限にとどめ、骨折を防ぐ効果的な転倒予防グッズも販売されています。ヒッププロテクターもそうですし、履くだけで、自然につま先が

10～15度もちあがり、つま先が引っかかるのを防止する靴下や、つま先を反らせたトゥーアップ型の室内履きなど、ユニークな製品がつぎつぎに登場しています。180頁のコラムで紹介する「振動板」もそのひとつといえます。

複合的な運動としては、立った姿勢でのかかと上げ（上下の重心移動）、片足立ち（バランス練習）、椅子からの立ち座り（上下の重心移動）、速歩（前後の重心移動）が効果的です。

運動による取り組みは、明らかに転倒発生率を低下させています。現在の転倒予防対策では、高齢者1万人あたり、年間25例の転倒が発生するという予測に対し、推計上、最大6例の予防が可能と言われています。

また、環境整備の中心は、長い時間を過ごす屋内になります。

- 玄関は、内開きのドアをやめ、外開きか引き戸に。壁に手すりをつけ、あがりかまちには踏み台を置きます。玄関マットは敷かないこと。
- 廊下は、スロープなどで敷居の段差をなくし、手すりをつけ、照明を明るくします。
- 階段は、すべり止めをつけ、手すりを設置し、足下に照明をつけます。
- 浴室は、すべりにくい素材の床にするか、すべり止めのマットを敷きます。
- トイレは洋式にして、壁にエル字型の手すりをつけます。

- 居間は、家具が倒れないように金具で固定し、テーブルの角にはカバーをつけます。整理整頓を心がけ、床に新聞や雑誌を置かないように。電気のコードは壁沿いや絨毯の下を通します。絨毯は部屋全体に敷き、縁がめくれないようにします。

このような住環境整備には、公的な制度を利用することができます。介護保険制度で要介護と認定された人は、転倒防止用の福祉用具を借りることができます。市町村では、リフォーム費用の一部を助成したり、貸し付け制度もありますから、窓口で尋ねてください。

コラム

振動板（振動刺激トレーニング装置）

治癒にかかる期間が、長引くことを「難治化」と言います。

骨折した部分のずれが大きい場合や、まわりの筋肉や靭帯が損傷している場合、また細菌感染がある場合や、糖尿病などの合併症がある場合は難治化の原因になります。高齢者、喫煙者が骨折したときは、さらに、難治化することになります。

「超音波骨折治療法」は、難治化したり、その危険性の高い骨折に対して効果のある治療法です。使うのは、低出力超音波パルスという弱い超音波です。非常に微弱な超音波を、連続的ではなく断続的にあてて細胞を刺激し、骨の付着を促進するといわれています。

この治療の基礎となっている力学生物学によると、骨はメカニカルストレスが強くかかる部分で骨形成を促進し、メカニカルストレスが弱い部分で骨代謝吸収を抑制することで、外力に対して、自らの形態を適応させると考えられています。これがメカノスタット理論で、骨には、体重や筋活動による負荷というメカニカルストレスを感知して、骨量や骨構造を調節し、自らに必要な骨強度との平衡状態（生理的フィードバック機構）を保つ仕組みがあると推測されているのです。それが骨折後、その部分を固定してしまうと、メカニカルストレスが減少してしまいます。それを補完する意味で、この超音波骨折治療は有効と言われています。

この概念を応用したのが、振動刺激トレーニング機器（振動板）です。たとえば、体重 70 kgの人が振動板上で、毎秒 30 ヘルツの振動を受けると、1.8G(重力の 1.8 倍)の負荷をかけることができます。これはおもり 58 kgを使ったトレーニングに相当します。つまり、おもりを持たなくても、充分なトレーニング負荷をかけることができるのです。重力に抗した方向の振動刺激を発生させることで、足裏刺激（固有感覚受容器）を介して筋肉を刺激し、脊髄からの神経の伝達が活性化され、筋の活動が盛んにもなります。

骨粗鬆症では、骨にかかる荷重が減少することから、骨量の減少が進んでしまいます。ですから、筋力を維持、増強することはなにより必要で、振動板のような、筋、呼吸、循環系への負荷を最小限にとめながら、筋の発達を促進させ、全身を刺激する新しいトレーニング装置に期待が高まっているというわけです。

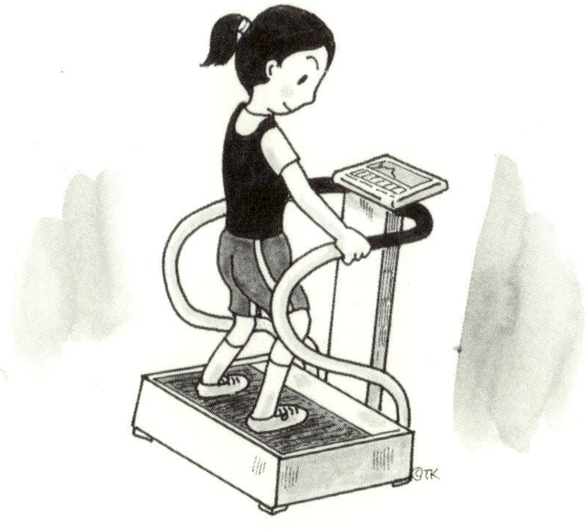

ロコモティブシンドロームの予防は骨粗鬆症の予防

近ごろよく耳にするようになったロコモティブシンドローム（ロコモ）とは、運動器（筋肉や骨格など、運動をするときに使う臓器）の障害によって、日常生活の自立度が低下し、要介護やその危険性が高くなった運動器症候群のことです。

原因として、「運動器自体の疾患」と「加齢による運動器機能不全」の２つが考えられていて、骨粗鬆症は、運動器自体の疾患であるとともに、加齢によるさまざまな疾患にも含まれるという、ロコモティブシンドローム界の大立て者というところです。

運動器そのものの疾患として、変形性(膝・股)関節症、脊柱管狭窄症、関節リウマチがあると、移動能力の低下や、筋・骨格系を中心とした運動器の低下を招きます。さらに、加齢によって、筋力、筋持久力の低下、反応時間の遅延、巧緻性、バランス能力の低下が加わって、身体機能が衰えていきます。また、「ひきこもり」などで運動不足になり、容易に転倒しやすくなると、骨折しやすくなるという易骨折性も大きな問題となります。

最近の研究では、ロコモの原因疾患として、変形性膝関節症と変形性脊椎症をレントゲンの診断基準で、骨粗鬆症には骨密度による基準で診断したところ、これらの疾患のいずれかをもっている人の割合は、男性で84.1％、女性で79.3％

にもなり、とくに70歳以上となると、男女とも95％以上の人が、変形性膝関節症、変形性脊椎（腰椎）症、骨粗鬆症のいずれかの疾患を持っていることがわかりました。

これから推定されるロコモの原因疾患の40歳以上の有病者数は、およそ4,700万人（男性2,100万人、女性2,600万人）となります。さらに、変形性膝関節症、変形性脊椎（腰椎）症、骨粗鬆症のすべての症状がある場合の有病者数を推定したところ、これら三疾患を合併するケースは、540万人（男性110万人、女性430万人）と極めて多数だということがわかりました。

ロコモは、運動器の機能不全だけでなく、要介護リスクが高まった状態です。どこまでその危険が近づいているのでしょうか。

- 家のなかで、よくすべったり、ころんだりしていませんか？
- 階段をあがるのに、手すりが必要になっていませんか？
- 15分くらいも続けて歩くことができなくなっていませんか？
- 横断歩道を青信号で渡りきれなくなっていたり、
- 片足立ちで靴下が履けなくなってはいませんか？
- ２キロ程度の買物を、持ち帰るのが困難になったり、
- 掃除機を使ったり、布団の上げ下ろしなどの家事が苦手になってはいませんか？

ひとつでも心当たりがあったら、立派なロコモです。

運動器は、日々作り変えられています。運動器の使用頻度で、分解と形成を繰り返しているのです。この使用頻度は適正であることが大切で、多くても少なくてもいけません。

骨粗鬆症に代表されるように、運動器の障害は自覚症状がないまま進行します。サイレントディジーズ（静かに進行する病気）であり、使用頻度が高いからこそ、すぐ要介護につながる障害です。

ロコモの予防や改善を目的としたトレーニング、略して「ロコトレ」は、骨粗鬆症、つまり、骨《こつ》のタテ方向へ働く力が含まれた運動が多く、安全に自宅でできる運動が、たくさん紹介されています。それを毎日行なうことは骨粗鬆症の予防や状態の改善になるばかりか、「健康寿命」をのばすカギにもなるのです。

骨粗鬆症の予防法を上手に活用することで、いま以上に健康で、若々しくなろうではありませんか。

コラム

サルコペニアとオステオペニア

筋肉減少症と呼ばれるサルコペニアは、加齢に伴う筋力の低下や、老化に伴う骨格筋の筋肉量が減少することで、老年症候群のひとつです。

筋肉量は30歳ごろがピークで，その後は加齢とともに低下し、70歳以下の高齢者では13～24%に、80歳以上では50%以上に、サルコペニアが認められるという報告もあります。

一方、骨減少症であるオステオペニアは、その名のとおり骨量が減少した状態です。骨粗鬆症と骨軟化症が、骨量を減少させる代表的な疾患ですが、これまでの研究で、骨量測定器である全身ＤＸＡで測定した患者の骨密度と筋量は、互いに影響しあっていることがわかっています。

廃用症候群(不活発症候群)や低栄養、ビタミンD不足など、サルコペニアと骨粗鬆症に共通した原因の関わりも示唆されていて、転ばないからだ作り（＝サルコペニアによる易転倒性）も、転んでも折れないからだ作り（＝骨粗鬆症による骨脆弱性）両方の治療が、骨折予防に必要なのです。

おわりに

いままでお読みいただき、ありがとうございます。

骨粗鬆症治療の現場は、日進月歩で進んでいます。

はっきりしているのは、骨粗鬆症の治療薬によって、脊椎が骨折する頻度を半分程度までに減らしたことです。

室内など、患者さんのまわりの環境を整え、本人と家族に転倒防止の指導をすれば、さらに骨折を半分に減らせる可能性があります。

ヒップ・プロテクターなどの装具を活用すると、さらにまた半分に減らせます。

こうして、毎年20万件以上発生している大腿骨近位部骨折が２万件以下にできる……私たちは今、そんな時代のとば口に来ています。

食事や運動と併せて、クスリで骨代謝を調節し、脊椎骨折の頻度を約半分に、２箇所以上の多発性の骨折を８割以上抑えられる時代がくるとは、20世紀では考えもできないことでした。それが現実になった今、つぎに大腿骨近位部骨折を減らすことを本気で考える時期に来ているのです。

冒頭で紹介した桃井かおりさんのＣＭは、「まっすぐ生きよう」というエールで終わります。いくつになっても背中や腰がまがったりせず、すっとのびたまま生きていく、それは、あなたの生き方の姿勢そのものにつながります。

いろいろなネックはあるでしょう。

そんなネックを一つ残らず根本からふきとばすのは、正しい「知識」を知るしかありません。

私たちが骨粗鬆症という「病気」の本体を知り、骨折の怖さを知り、検査を受ける重要性を知り、自身の骨の状況を知ったうえで、どういう治療の方法があるのかを知っておく、同時に、リエゾンサービスや介護など周辺の事情も知っておく、そうすれば、医師に対して、なにをどう言葉にして伝えればいいのかも、自ずからわかってきます。それが唯一、効果のある方法であり、その「知識」の一端が本書です。

お役に立てば、望外の喜びです。

萩野 浩 (はぎの・ひろし)

1982 年 3 月鳥取大学医学部医学専門課程卒業。2008 年 4 月より現職。専門は、骨代謝学、リウマチ学、運動器リハビリテーション、高齢者骨折の防止と、QOL 向上のための研究を続けている。

折茂 肇 (おりも・はじめ)

1959 年 東京大学医学部医学科卒業。1986 年同大学医学部老年病学教室教授、1997 年 東京都老人医療セン ター院長、2003 年 健康科学大学学長。2013 年より現職、理事長を兼任。骨粗鬆症財団 理事長も務める。日本における老年医学の第一人者。

小松泰喜 (こまつ・たいき)

2007 年信州大学大学院工学系研究科終了。2010 年 4 月より現職。理学療法士、アスレティックトレーナー (日本体育協会公認)。専門は、老年医学、高齢者リハビリテーション、脳機能と身体活動、生活習慣病に対する保健指導。

インタヴュー・構成

尾形道夫

1972 年早稲田大学第一政治経済学部卒業後、暮しの手帖社に勤務。2003 年第 3 代暮しの手帖編集長。その後 2014 年退社。現在、主に医療ジャーナリストとして、様々な分野にとりくんでいる。

シリーズ
専門医に聞く
「新しい治療とクスリ」

1. 骨粗鬆症

2015年10月10日　初版第1刷印刷
2015年10月20日　初版第1刷発行

鳥取大学医学部保健学科教授
萩野 浩
健康院クリニック院長
折茂 肇
東京工科大学医療保健学部理学療法学科教授
小松泰喜
インタヴュー・構成　尾形道夫

発行者 森下紀夫
発行所 論創社
東京都千代田区神田神保町2-23 北井ビル
tel.03(3264)5254 fax. 03(3264)5232
web.http://www.ronso.co.jp/
振替口座 00160-1-155266

編集 LLP ブックエンド(中村文孝・北村正之)
本文イラスト 久保谷智子
図書設計　吉原順一
印刷・製本 中央精版印刷
ISBN 978-4-8460-1464-3　C0047